認知症の薬物療法

編集 朝田 隆（筑波大学教授）
木之下徹（こだまクリニック院長）

 株式会社 新興医学出版社

編　者

朝田　　隆　筑波大学大学院人間総合科学研究科精神病態医学 教授
木之下　徹　こだまクリニック院長

執 筆 者（執筆順）

朝田　　隆　筑波大学大学院人間総合科学研究科精神病態医学 教授
水上　勝義　筑波大学大学院人間総合科学研究科精神病態医学 准教授
新井　哲明　筑波大学大学院人間総合科学研究科精神病態医学 講師
佐藤　晋爾　筑波大学大学院人間総合科学研究科精神病態医学 講師
久永　明人　筑波大学大学院人間総合科学研究科精神病態医学 講師
木之下　徹　こだまクリニック 院長

序文

　過去10年余り，わが国の抗アルツハイマー病薬としては，コリン欠乏説に基づいて開発されたコリンエステラーゼ阻害薬（ChE-I）であるドネペジル（donepezil）しかありませんでした。ChE-Iは，コリン作動性ニューロンの進行性の脱落とそれによる脳内AChレベルの低下が，アルツハイマー病における認知機能障害の原因の一部であるという仮説（ACh仮説）に基づいて開発されました。AChEはAChを加水分解する酵素ですから，その阻害によりAChレベルが増加し，ACh系伝達が改善するはずだと考えられて開発されたのです。世界最初のChE-Iとしてタクリンが，続いてわが国からドネペジルが登場しました。さらに欧米を中心にガランタミン（galantamine）とリバスチグミン（rivastigmine）も流通するようになりました。ところが外国では治験において有意な成績を残して，さほどの難なく上市されたこれらの薬剤ですが日本上陸は容易でありませんでした。この点について，様々な論議がなされました。そして最近のグローバリゼーションやハーモナイゼイションという世界の趨勢の中で，わが国の治験システムはどうあるべきかという観点が大きくクローズアップされたのです。こうした紆余曲折を経て2011年から，2つの新たなChE-Iであるガランタミンとリバスチグミンが流通するようになったのです。またグルタミン酸を介する神経毒性が関与するという考えに立つNMDA受容体拮抗薬であるメマンチン（memantine）も処方が可能となりました。

　そのような状況において，認知症の治療にあたる医師は何を求めるでしょうか？　この考えに立って編集されたのが本書です。なにより個々の薬の特性を知って，目の前の患者さんの病態・症

状に最も望ましいと考えられる薬剤を選びたいと考えられるはずです。特性とは具体的に，適応となるADの重症度でしょう。これは4種類の薬剤ごとに少しずつ異なります。次に，何より臨床家には認知機能ばかりでなく，精神症状や行動異常（BPSD）や日常生活動作（ADL）へ目配りも求められます。ですから最も知りたいのは，これらへの薬剤の効果個性，平たく言うとそれぞれが得意とする標的症状ではないでしょうか。それもできればエビデンスベースという保証付きで。

　本書はこのような立場を基本として，しかも各筆者が，自分が臨床の場で使うつもりになって，「すぐに役立つ」をモットーに執筆されました。各章では，まず4剤の特徴についてのエッセンスがあります。次いでそれぞれについて詳しい説明をして，最後にメタアナリシスで締めました。さらにBPSD対応を意識して，その総論と漢方薬，その他の薬剤の章も設けました。いずれもパッと見た目にわかりやすいように図表を多く用いました。このような構成と内容は必ずや臨床現場で読者の皆様のお役にたつと信じています。どうぞ本書をお手に取られて，日々の認知症診療にお役立てくださいますよう。

　平成23年5月

　　　　　　　　　　　　　　　　　　　　　　朝田　隆

目　次

I ドネペジル塩酸塩 ―――――――――――――――― 1
Essence ………………………………………………………… 1
A アリセプト®の作用機序 …………………………………… 1
B アルツハイマー型認知症患者の認知機能に対する効果 ……… 2
C アルツハイマー型認知症患者のBPSDに対する効果 ……… 7
D アルツハイマー型認知症患者のADLに対する効果 ………… 8
E アルツハイマー型認知症患者のその他の面に対する効果 …… 10
F 副作用など ……………………………………………………… 10
G 副作用への対応 ………………………………………………… 12
H 経験しやすい問題点・注意点 ………………………………… 13
I 市場におけるシェア …………………………………………… 15

II ガランタミン ―――――――――――――――――― 16
Essence ………………………………………………………… 16
A ガランタミン（レミニール®）の作用機序 ………………… 16
B アルツハイマー型認知症患者に対する効果 ………………… 17
C 軽度認知機能障害に対する効果 ……………………………… 26
D レビー小体型認知症に対する効果 …………………………… 27
E 用法，用量 ……………………………………………………… 27
F 使用上の注意（慎重投与） …………………………………… 28
G 相互作用 ………………………………………………………… 29
H 安全性 …………………………………………………………… 30
I まとめ …………………………………………………………… 31

III　リバスチグミン ——————————————— 33
Essence ……………………………………………………… 33
A リバスチグミン（イクセロン®, リバスタッチ®）の作用機序 … 33
B アルツハイマー型認知症患者の認知機能に対する効果 ……… 35
C アルツハイマー型認知症患者の BPSD に対する効果………… 37
D アルツハイマー型認知症患者の ADL に対する効果…………… 39
E 投与法による効果の比較 ………………………………… 40
F 副作用 ……………………………………………………… 41
G まとめ ……………………………………………………… 43

IV　塩酸メマンチン ——————————————— 46
Essence ……………………………………………………… 46
A 塩酸メマンチン（メマリー®）の開発経緯と作用機序 ……… 46
B アルツハイマー型認知症患者における
　　グルタミン酸と NMDA 受容体 ………………………… 48
C アルツハイマー型認知症患者の認知機能に対する効果 ……… 49
D アルツハイマー型認知症患者の BPSD に対する効果………… 52
E アルツハイマー型認知症患者の ADL に対する効果…………… 54
F アルツハイマー型認知症患者のその他の面に対するの効果 … 56
G アセチルコリンエステラーゼ阻害薬との併用について ……… 57
H 副作用 ……………………………………………………… 58
I 経験しやすい問題点・注意点 ……………………………… 59

V　漢方薬 ————————————————————— 63
Essence ……………………………………………………… 63
A 認知症に対する漢方薬治療の背景 ………………………… 64
B BPSD に対する抑肝散の効果 ……………………………… 65

- **C** アルツハイマー型認知症・レビー小体型認知症における
抑肝散の効果 ……………………………………………………… 69
- **D** 血管性認知症における釣藤散の効果 ……………………………… 75
- **E** 認知症における八味丸の効果 ……………………………………… 77
- **F** 認知症における当帰芍薬散の効果 ………………………………… 79
- **G** まとめ ……………………………………………………………… 81

Ⅵ BPSD に対するセディール®の効果 ——— 84

Ⅶ これからの認知症診療のめざすもの — BPSD とどう向き合うか ——— 87

- **A** 認知症を取り巻く近年の事情における大きな変化 …………… 87
- **B** BPSD への対応に対する考え方 …………………………………… 89
- **C** 認知症とは ………………………………………………………… 90
- **D** 中核症状とは ……………………………………………………… 94
- **E** レビー小体型認知症について …………………………………… 96
- **F** 周辺症状とは ……………………………………………………… 97
- **G** BPSD とは ………………………………………………………… 100
- **H** 認知症新時代の幕開け …………………………………………… 105
- **I** 認知症患者という言葉 …………………………………………… 106
- **J** 取り繕い反応を通じて …………………………………………… 109
- **K** まとめ ……………………………………………………………… 110

索引 ………………………………………………………………………… 114

I ドネペジル塩酸塩（アリセプト®）

Essence

アセチルコリンエステラーゼ阻害薬であるドネペジル塩酸塩（アリセプト®）はアルツハイマー型認知症を適応疾患とする。既存の抗アルツハイマー病薬として世界で最も流通しているとされる。その効果については，メタアナリシスにより以下のように示されている。

- 認知機能，全般的な臨床症状，行動異常（BPSD），日常生活動作のいずれについても有意な効果を発揮する。
- 長期間服用の効果を示すエビデンスが存在する。
- QOL向上，介護負担軽減，また医療費削減への効果については明らかにされていない。

副作用としてさほど重篤なものはないが，多いものとしては，消化器症状，精神症状，神経症状がある。これらの代表的な副作用のメカニズムとそれへの対処法について述べた。さらにアリセプト®服用時に経験しやすい問題点とその考え方を述べることで，処方の有効性と安全性を高めるための基礎知識を確認した。

A アリセプト®の作用機序

ドネペジル塩酸塩（アリセプト®）は，軽度，中等度，重度のアルツハイマー型認知症（AD）患者に適応を有する薬剤である。

1982年にWhitehouseらが，AD患者の脳では，大脳皮質コリン神経の起始核であるMeynert核で大型神経細胞の脱落が顕著であることを報告した。そこでADの基本的な障害は，アセチル

コリン濃度の減少あるいは脳内コリン作動性神経の機能低下であるとする「コリン仮説」が唱えられるようになった。

本仮説に沿う薬剤開発で注目されたのがアセチルコリンエステラーゼ（AChE）である。これは神経伝達物質であるアセチルコリンを分解し、失活させる。ドネペジル塩酸塩はこの酵素を選択的に阻害することにより、アセチルコリンの分解を防ぎ、シナプス間隙に遊離されたアセチルコリン濃度を高める。この結果、コリン作動性神経を賦活し、ADにおける認知機能障害の進行を抑制する。

なおコリンエステラーゼにはAChEとブチリルコリンエステラーゼ（BuChE）の2種類がある。AChEは神経細胞に存在し、神経伝達物質であるアセチルコリンのみを分解するのに対し、BuChEは末梢組織や脳のグリア細胞に存在するが基質特異性が低く、その役割についてはよくわかっていない。ドネペジル塩酸塩は、AChEに対してBuChEより約1100倍強い阻害作用を示し、神経伝達に関与するAChEに選択性が高い。

一方、ドネペジル塩酸塩には神経保護作用もある。興奮性神経伝達物質であるグルタミン酸は、ADをはじめとする神経変性疾患に伴うニューロン死を惹起する危険因子として知られる。ドネペジル塩酸塩は直接あるいは間接的にニコチン$\alpha 4$、$\alpha 7$受容体を刺激し、グルタミン酸神経毒性を抑制することが最近明らかにされた。

B　アルツハイマー型認知症患者の認知機能に対する効果

国内臨床試験において軽度・中等度AD患者にドネペジル塩酸塩5mg/日を24週間投与し、ADAS-Jcogを用いて認知機能を経

時的に観察したところ，ドネペジル塩酸塩群の最終 ADAS-Jcog の得点変化（投与開始時との得点差）は-2.70点であった。ADAS-Jcog の 1 点とは，たとえば封筒に宛名が書ける，示された図形と同じものが描ける，今日の曜日がわかる，今いる場所がわかるといったことに相当する。2.7点の改善とは上記の 2 つ以上の項目ができるようになったことに匹敵する。

　海外臨床試験におけるドネペジル塩酸塩の効果については，Birks と Harvey によるメタ解析がある。認知機能への効果については，認知症の治験における世界的なスタンダードである ADAS-cog において主に評価されてきた。そこには，2 週間が 6 報告，10mg 12 週間が 7 報告，5mg 24 週間が 3 報告，10mg 24 週間が 3 報告含まれている。その結果，5mg，10mg ともに，12 週間，24 週間の時点における評価で，プラセボと比較して有意な効果があることが示されている（図1〜5）。

　具体的な数値としては，コントロール群との比較において，1 日投与量が 5mg と 10mg の 24 週間投与で，それぞれ-2.01点 MD（Mean Difference），95％CI（Confidence Interval）-2.69 - 1.34，そして-2.80点 MD，95％CI -3.74 -2.10 と報告されている。

　また 10mg，24 週間の治験で，Mini-Metal State Examination（MMSE），Severe Impairment Battery（SIB）を用いた評価でも有意な効果が示されている。前者については（1.84 MMSE 点，95％CI 0.53 - 3.15，$p = 0.006$）と報告されている。つまり自然経過と比較して半年で約2点の差がつくわけである。後者については 5.55 SIB 点，95％CI 3.60 - 7.49，$p < 0.00001$ であった。

　なお CIBIC-Plus による全般的な臨床状態についても有意な効果があることが確認されている。

図1 CIBIC-Plus or CGIC（numbers improved）を指標とした ドネペジルとプラセボの効果比較

Review：Donepezil for dementia due to Alzheimer's disease
Comparison：1 donepezil vs placebo
Outcome：2 CIBIC-Plus or CGIC（numbers improved）ITT-LOCF

Study or subgroup	donepezil n/N	placebo n/N	Peto Odds Ratio Peto, Fixed, 95% CI	Weight	Peto Odds Ratio Peto, Fixed, 95% CI
1 donepezil（5mg/d）vs placebo at 12 weeks					
Study 301/303	49/153	27/150		100.0%	2.10 [1.25, 3.53]
Subtotal (95% CI)	**153**	**150**		**100.0%**	**2.10 [1.25, 3.53]**
Total events：49 (donepezil), 27 (placebo)					
Heterogeneity：not applicable					
Test for overall effect：Z = 2.81 (P = 0.0049)					
2 donepezil（5mg/d）vs placebo at 24 weeks					
Study 161	64/34	25/129		33.1%	3.54 [2.12, 5.89]
Study 302	39/149	17/152		25.6%	2.68 [1.50, 4.79]
Study 304	53/254	36/257		41.3%	1.61 [1.02, 2.54]
Subtotal (95% CI)	**537**	**538**		**100.0%**	**2.38 [1.78, 3.19]**
Total events：156 (donepezil), 78 (placebo)					
Heterogeneity：Chi² = 5.29, df = 2 (P = 0.07)；I² = 62%					
Test for overall effect：Z = 5.79 (P < 0.00001)					
3 donepezil（10mg/d）vs placebo at 12 weeks					
Study 301/303	58/152	27/150		100.0%	2.70 [1.64, 4.46]
Subtotal (95% CI)	**152**	**150**		**100.0%**	**2.70 [1.64, 4.46]**
Total events：58 (donepezil), 27 (placebo)					
Heterogeneity：not applicable					
Test for overall effect：Z = 3.89 (P = 0.00010)					
4 donepezil（10mg/d）vs placebo at 24 weeks					
Study 302	37/149	17/152		18.4%	2.52 [1.40, 4.54]
Study 304	60/241	36/257		32.1%	2.01 [1.29, 3.14]
Study 315	49/176	38/167		27.0%	1.31 [0.80, 2.13]
Winblad 2005	59/111	41/107		22.5%	1.81 [1.07, 3.08]
Subtotal (95% CI)	**677**	**683**		**100.0%**	**1.82 [1.42, 2.35]**
Total events：205 (donepezil), 132 (placebo)					
Heterogeneity：Chi² = 3.15, d = 3 (P = 0.37)；I² = 5%					
Test for overall effect：Z = 4.67 (P < 0.00001)					
Test for subgroup differences：Chi² = 2.87, df = 3 (P = 0.41), I² = 0.0%					

0.2　0.5　1　2　5
Placeboの効果示唆　　Donepezilの効果示唆

図2 ADAS-COG(服薬開始時からの変化)を指標としたドネペジルとプラセボの効果比較

Review：Donepezil for dementia due to Alzheimer's disease
Comparison：1 donepezil vs placebo
Outcome：7 ADAS-COG (change from baseline) completers

Study or subgroup	donepezil N	Mean (SD)	placebo N	Mean (SD)	Mean Difference IV, Fixed, 95% CI	Weight	Mean Difference IV, Fixed, 95% CI
1 donepezil (5mg/d) vs placebo at 12 weeks							
Study 134	49	-2.99 (5.67)	52	-1.89 (5.55)		6.1%	-1.10 [-3.29, 1.09]
Study 161	124	-3.04 (6.01)	110	-0.74 (5.87)		12.5%	-2.30 [-3.82, -0.78]
Study 201	35	-2.13 (4.91)	36	1.04 (4.68)		5.8%	-3.17 [-5.40, -0.94]
Study 301/303	141	-2.23 (5.46)	139	0.4 (5.42)		17.9%	-2.63 [-3.90, -1.36]
Study 302	141	-1.28 (5.34)	137	0.84 (5.38)		18.3%	-2.12 [-3.38, -0.86]
Study 304	235	-1.55 (4.75)	242	0.36 (4.82)		39.4%	-1.91 [-2.77, -1.05]
Subtotal (95% CI)	**725**		**716**			**100.0%**	**-2.15 [-2.69, -1.61]**
Heterogeneity：Chi² = 2.57, df = 5 (P = 0.77) ; I² = 0.0%							
Test for overall effect：Z = 7.82 (P < 0.00001)							
2 donepezil (5mg/d) vs placebo at 24 weeks							
Study 161	114	-2.92 (6.41)	101	0.37 (6.23)		20.0%	-3.29 [-4.98, -1.60]
Study 302	130	-0.9 (5.81)	132	1.81 (5.86)		28.6%	-2.71 [-4.12, -1.30]
Study 304	212	0.31 (5.53)	217	1.45 (5.6)		51.5%	-1.14 [-2.19, -0.09]
Subtotal (95% CI)	**456**		**450**			**100.0%**	**-2.02 [-2.77, -1.26]**
Heterogeneity：Chi² = 5.76, df = 2 (P = 0.06) ; I² = 65%							
Test for overall effect：Z = 5.23 (P < 0.00001)							
3 donepezil (10mg/d) vs placebo at 12 weeks							
Study 402	79	-1.5 (5.4)	51	0.39 (4.74)		10.1%	-1.89 [-3.65, -0.13]
Study 203	14	-3.98 (3.52)	13	-2.95 (3.53)		4.4%	-1.03 [-3.69, 1.63]
Study 204	31	-1.99 (5.07)	30	1.39 (5.04)		4.9%	-3.38 [-5.92, -0.84]
Study 301/303	125	-2.77 (5.48)	139	0.4 (5.42)		18.1%	-3.17 [-4.49, -1.85]
Study 302	125	-1.86 (5.25)	137	0.84 (5.38)		19.0%	-2.70 [-3.99, -1.41]
Study 304	220	-1.91 (4.75)	242	0.36 (4.82)		41.2%	-2.27 [-3.14, -1.40]
Study 306	20	-0.15 (5.63)	19	1.06 (6.28)		2.2%	-1.21 [-4.96, 2.54]
Subtotal (95% CI)	**614**		**631**			**100.0%**	**-2.45 [-3.01, -1.89]**
Heterogeneity：Chi² = 3.87, df = 6 (P = 0.69) ; I² = 0.0%							
Test for overall effect：Z = 8.57 (P < 0.0001)							
4 donepezil (10mg/d) vs placebo at 24 weeks							
Study 402	67	-1.74 (4.97)	45	0.54 (4.5)		17.5%	-2.28 [-4.05, -0.51]
Study 203	14	-3.65 (3.97)	13	-1.56 (3.97)		6.1%	-2.09 [-5.09, 0.91]
Study 204	28	-0.59 (6.61)	28	3.35 (6.67)		4.6%	-3.94 [-7.42, -0.46]
Study 302	105	-1.34 (5.84)	132	1.81 (5.86)		24.6%	-3.15 [-4.65, -1.65]
Study 304	199	-1.36 (5.64)	217	1.45 (5.6)		47.2%	-2.81 [-3.89, -1.73]
Subtotal (95% CI)	**413**		**435**			**100.0%**	**-2.81 [-3.55, -2.06]**
Heterogeneity：Chi²=1.17, df=4 (P=0.88) ; I²=0.0%							
Test for overall effect：Z=7.41 (P < 0.00001)							
Test for subgroup differences：Chi² = 2.85, df = 3 (P = 0.42), I² = 0.0%							

-10 -5 0 5 10
Donepezil の効果示唆　　Placebo の効果示唆

図3 SIB（服薬開始時からの変化）を指標としたドネペジルとプラセボの効果比較

Review：Donepezil for dementia due to Alzheimer's disease
Comparison：1 donepezil vs placebo
Outcome：11 SIB (change from baseline) ITT-LOCF

Study or subgroup	donepezil N	Mean (SD)	placebo N	Mean (SD)	Mean Difference IV, Fixed, 95% CI	Weight	Mean Difference IV, Fixed, 95% CI
1 donepezil (10mg/d) at 24 weeks							
Feldman 2000	139	2.22 (13.1)	145	-3.56 (14.72)		36.2%	5.78 [2.54, 9.02]
Study 315	176	0.1 (14.7)	167	-5.22 (13.7)		42.0%	5.32 [2.31, 8.33]
Winblad 2005	109	3.4 (15.7)	107	-2.2 (15.5)		21.9%	5.60 [1.44, 9.76]
Total (95% CI)	424		419			100.0%	5.55 [3.60, 7.49]

Heterogeneity: Chi^2 = 0.04, df = 2 (P = 0.98)；I^2 = 0.0%
Test for overall effect: Z = 5.59 (P < 0.00001)

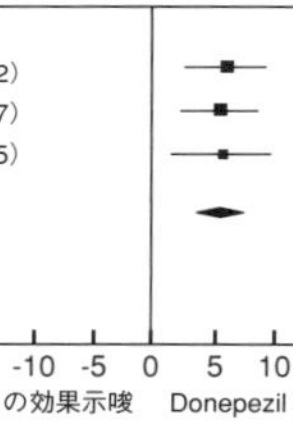

-10 -5 0 5 10
Placeboの効果示唆　Donepezilの効果示唆

図4 ADI and IADL (DAD)（服薬開始時からの変化）を指標としたドネペジルとプラセボの効果比較

Review：Donepezil for dementia due to Alzheimer's disease
Comparison：1 donepezil vs placebo
Outcome：13 ADI and IADL (DAD) (change from baseline) completers

Study or subgroup	Donepezil N	Mean (SD)	Placebo N	Mean (SD)	Mean Difference IV, Fixed, 95% CI	Weight	Mean Difference IV, Fixed, 95% CI
1 donepezil (10mg/d) vs placebo at 12 weeks							
Feldman 2000	125	1.58 (14.3)	129	-3.25 (14)		100.0%	4.83 [1.35, 8.31]
Subtotal (95% CI)	125		129			100.0%	4.83 [1.35, 8.31]
Heterogeneity：not applicable							
Test for overall effect：Z = 2.72 (P = 0.0065)							
2 donepezil (10mg/d) vs placebo at 24 weeks							
Feldman 2000	121	5.26 (14.3)	126	-2.74 (20.47)		100.0%	8.00 [3.61, 12.39]
Subtotal (95% CI)	121		126			100.0%	8.00 [3.61, 12.39]
Heterogeneity：not applicable							
Test for overall effect：Z = 3.57 (P = 0.00035)							
Test for subgroup differences：Chi^2 = 1.23, df = 1 (P = 0.27), I^2 = 19%							

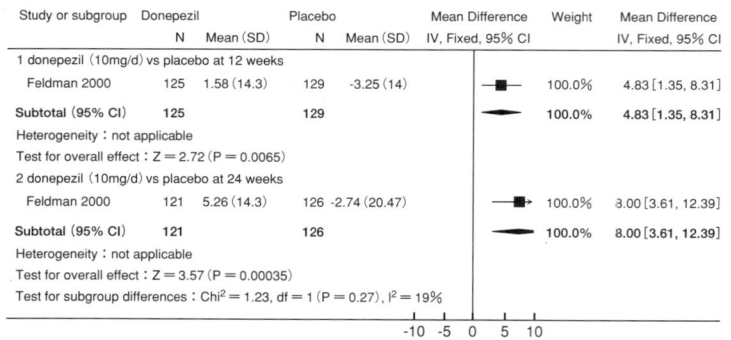

-10 -5 0 5 10
Placeboの効果示唆　Donepezilの効果示唆

図5 ADAS-cogによる認知機能評価のまとめ—メタ解析（海外データ）[2] より作成

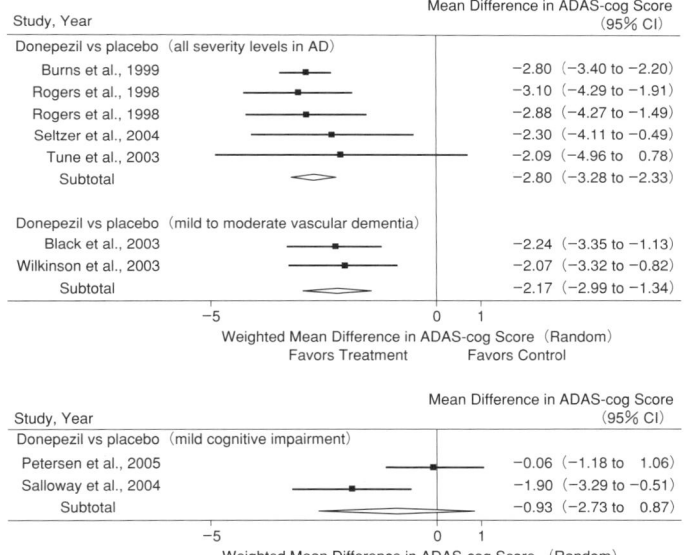

1) Homma, A. et al.: Dement. Geriatr. Cogn. Disord., 11, 299-313 (2000) [ART-0247]
2) Raina, P. et al.: Ann. Intern. Med., 148, 379-97 (2008)

C　アルツハイマー型認知症患者のBPSDに対する効果

　ADの臨床症状には，認知機能障害を主とする中核症状と幻覚，妄想，徘徊，興奮などの周辺症状がある。かつて周辺症状と呼ばれたものは，最近ではBPSD（Behavioral and Psychological Symptoms of Dementia）と呼ばれ，「知覚や思考内容，気分ある

いは行動の障害（認知症の行動・心理症状）」を意味する。

国内においてBPSDを有する軽度・中等度AD患者にドネペジル塩酸塩5mg/日を12週間投与したところ，幻覚・妄想，徘徊，攻撃性といったBPSDの症状が改善したと報告されている。最終評価時における改善率は，幻覚・妄想60.1％，徘徊59.6％，攻撃性65.6％であった。

海外においてもいちじるしい神経精神症状が認められた軽度・中等度AD患者を対象に，Neuropsychiatric Inventory（NPI）を用いてBPSDに対する効果を検討したところ，ドネペジル塩酸塩投与によりBPSDの改善が認められた。ドネペジル塩酸塩のBPSD改善効果は，その他いくつかの臨床試験でも認められている。

BirksとHarveyによるメタ解析でも主に用いられた評価尺度はNPIである。10の項目，妄想，幻覚，抑うつ，不安，多幸，無為，脱抑制，易刺激性，異常行動について重症度（4段階）と頻度（5段階）を測定し，それを掛け合わせた数値を得点とする。120点満点であり高得点ほどBPSDが重度である。結果として，図6に示すように，10mgを用いた3つの治験で，ドネペジル塩酸塩の有意な効果が示されている。

D アルツハイマー型認知症患者のADLに対する効果

BirksとHarveyによるメタ解析において，7つの報告が検討されている。

日常生活動作（ADL）といわれるもののなかでも，道具的ADL（IADL），と基本的ADL（basic ADL）とが測定されている。扱われているほとんどの報告において有意な効果が示されている。そして結論としても，有意な効果があると記されている。

図6 NPI（服薬開始時からの変化）の総得点を指標としたドネペジルとプラセボの効果比較

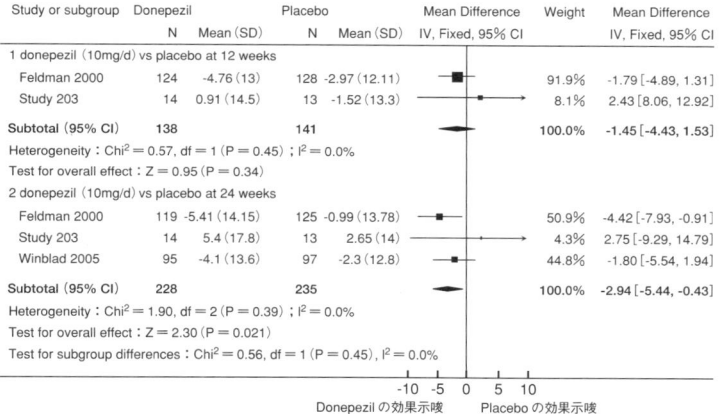

Disability Assessment for Dementia（DAD）はIADLとbasic ADLとを測定するもので，10領域に注目して40の項目を評価する。高得点であるほど機能障害は軽度である。これを用いて有意な効果を報告したものの結果を図4に示したが，その他のProgressive Deterioration Scale（PDS），Alzheimer's Disease Cooperative Study activities of daily living inventory for severe Alzheimer's disease（ADCS-ADL-severe）を用いた他の治験でも効果が示されている。

E アルツハイマー型認知症患者の その他の面に対する効果

　ドネペジル塩酸塩がAD患者や介護者のQOLに及ぼす影響について検討したところ，QOL向上が認められた．一方で，ドネペジル塩酸塩投与によって患者の認知機能，抑うつ状態，BPSDの改善も認められた．したがって，こうした改善効果が患者および介護者のQOL向上をもたらした可能性もある．また家族介護者に実際の介護にかかる時間（見守り時間）を1年間測定してもらったところ，ドネペジル塩酸塩群では，プラセボ群に比べ，介護時間（見守り時間）を1日約1時間短縮したという報告もある．

　もっともBirskとHarveyによるメタ解析では，QOL向上と介護負担軽減には効果がないと記されている．また医療費削減への効果を検討した報告も検討されているが，有効性は示されていない．

　なお参考ながら，長期投与時の効果については次のデータがある．米国において，軽度・中等度AD患者を対象にドネペジル塩酸塩の長期投与時の有効性について検討したところ，約5年間にわたり，認知機能の低下を抑制し続けたというものである．

　この長期間服用の効果については，BriskとHarveyによるメタ解析で以下のように述べられている．すなわち，臨床研究の結果から，ドネペジル塩酸塩が有効であることを示すエビデンスが存在するのに，いまだにその真偽を問う論争がある．それは，有効性が日常臨床において常に明らかなレベルとは限らないこと，またコストパフォーマンスという問題に由来する．

F 副作用など

　多くの副作用が知られているが，さほど重篤なものではない．

頻度として多いものに，消化器症状，精神症状，神経症状がある。これを**表1**に示した。消化器症状としては，悪心，嘔吐，下痢，食欲不振が多い。いずれも5mg錠よりも10mg錠で生じやすい。

高度AD患者を対象とした国内臨床試験において，プラセボ群，

表1　ドネペジル塩酸塩の主要な副作用
2007年8月時点

合計頻度が1％以上の大項目と主たる下位項目

胃腸障害	5.72％
悪心	2.66％
嘔吐	1.42％
下痢	1.31％
腹痛	0.41％
ほか	
精神症状	2.93％
不眠	0.59％
易興奮性	0.56％
易刺激性	0.52％
落ち着きなさ	0.38％
ほか	
神経症状	2.03％
頭痛	0.54％
振戦	0.27％
浮動性めまい	0.27％
傾眠	0.23％
ほか	
臨床検査値の異常	2.07％
（以下はいずれも血中における増加）	
CPK	0.47％
LDH	0.25％
ALP	0.18％
TChol	0.18％
ほか	

ドネペジル塩酸塩 5mg 群，10mg 群の副作用発現率は，それぞれ 21.0％，28.7％，46.9％であり，10mg 群の発現率はプラセボ群に比べ有意に高かった。主な副作用としては，5mg 群では嘔吐 2 例（2.0％），下痢 1 例（1.0％），食欲減退 1 例（1.0％），10mg 群では嘔吐 12 例（12.5％），食欲不振 6 例（6.3％），下痢 4 例（4.2％），食欲減退 4 例（4.2％）であった。

経験的には，5mg/日を長期間内服していることが 10mg/日に増量した際の副作用の軽減につながるものと考えられる。

G 副作用への対応

1. 消化器症状が現れる機序とその対処法

ドネペジル塩酸塩による消化器症状は，多くが投与初期に発現する。対処法は患者ごとに異なるが，消化器症状がごく軽微な場合は，経過観察のみで継続投与が可能なことがある。またドネペジル塩酸塩の一時的な減量や休薬によって，症状が軽減・消失する場合もある。また，消化器症状はある程度連用すると慣れが生じ，消失することが多いとされる。症状の継続期間は患者によって異なり，明確な期間は不明である。

症状が重篤な場合には，消化器系薬剤（防御因子増強剤，消化管運動改善剤，整腸剤，下痢止め等）の併用も必要となる。

2. 興奮，焦燥などが現れた場合の対処法

ドネペジル塩酸塩の投与開始初期に，焦燥感，多弁，興奮などの精神症状が現れることがある。これは脳内のアセチルコリン濃度が上昇することによると考えられる。多くは一時的なものだが，介護継続が困難な場合にはドネペジル塩酸塩の減量や中止を考える。精神症状が消失するのを待ってからドネペジル塩酸塩投与を

再開すると，症状が現れなくなる場合もある。

　なお，ドネペジル塩酸塩の一時的な休薬にあたっては，認知機能が急激に悪化するなどのデメリットの可能性にも注意する。また興奮，焦燥などは，ADのBPSDとして，ドネペジル塩酸塩投与とは関係なく発生することにも留意する。

3. 錐体外路障害が現れた場合の対処法

　ドネペジル塩酸塩投与により，基底核でのアセチルコリンが増加してドパミン・アセチルコリンのバランスが崩れ，寡動，運動失調，ジスキネジア，ジストニア，振戦，不随意運動，歩行異常，姿勢異常，言語障害などの異常運動を誘発または増悪することがある。このような場合には，ドネペジル塩酸塩の投与を中止する。

H 経験しやすい問題点・注意点

1. ドネペジル塩酸塩を3ヵ月以上投与後に投与を中止すると認知機能が悪化する？

　軽度・中等度アルツハイマー型認知症患者を対象とした米国の臨床試験において，ドネペジル塩酸塩を24週投与した後に，ドネペジル塩酸塩の投与を中止したところ，6週間でADAS-cogはプラセボ群と同程度にまで悪化した。

　またドネペジル塩酸塩を12週間投与した後に，ドネペジル塩酸塩の投与を継続したドネペジル塩酸塩群と，ドネペジル塩酸塩の投与を中止したプラセボ群でMMSEスコアの変化を比較検討したところ，プラセボ群ではMMSEスコアの有意な低下が認められた。

　ドネペジル塩酸塩の投与を中止すると，アルツハイマー型認知症の進行状態によっては急激に認知機能の悪化がみられることが

ある．ドネペジル塩酸塩の投与中止にあたっては，十分な注意が必要である．

2. 高度アルツハイマー型認知症患者におけるドネペジル塩酸塩服用中止の目安は？

寝たきり状態や摂食困難，言語による意思疎通が図れない高度AD患者には，ドネペジル塩酸塩は原則として投与しない．

寝たきり状態，摂食困難の患者では，副作用による嘔吐などから誤嚥性肺炎を引き起こし，死に至る危険性も考えられる．また意思疎通が図れない患者では，嘔気，嘔吐などの自覚症状を伝えることができない．そこで重篤な副作用に移行することを防止するため，原則として投与しない．

3. ドネペジル塩酸塩の効果は服用後どの時点で判定すればよいか？

軽度・中等度のアルツハイマー型認知症患者を対象とした臨床試験では，12週後から認知機能の改善が認められている．したがって，ドネペジル塩酸塩の効果は3～4ヵ月間投与後，判定すべきだろう．

4. ドネペジル塩酸塩を飲んでも症状が変わらない場合にはどうする？

ADは進行性の疾患であることから，ドネペジル塩酸塩の服用により症状の進行が抑制され，症状が「不変である」もしくは「現状を維持できている」ということは効果があると考えられる．

I 市場におけるシェア

　世界的にみて ChE-I の3剤とメマンチンのうちでドネペジル塩酸塩が最も流通していると言われるが，公表データがあるわけではない。これに関して最近米国，カナダの AD 研究コンソーシアムである Alzheimer Disease Neuroimaging Initiative（ADNI）参加者809例の試験開始時の薬物治療を検討した報告がある。AD 群（184例，平均75.4歳），MCI 群（399例，平均74.8歳）に対して平均8剤が投与されていた。MCI のうち179例（45％），AD のうち159例（86％）に ChE-I が投与されていた。そして，ChE-I の中ではドネペジル塩酸塩が多かった（MCI ではドネペジル塩酸塩単独120例，メマンチン併用33例，AD ではドネペジル塩酸塩単独69例，メマンチン併用55例）。

　これは1例に過ぎないが ADNI のように大規模で世界的な研究組織において示された結果だけに無視し得ないと思われる。

参考文献
1) Birks J, Harvey RJ : Donepezil for dementa due to Alzheimer's disease (Review) The Cochrane Database of Systematic Reviews 2009, Issue 1, Art. No.: CD001190.
2) 朝田　隆 監修：アリセプトのすべて．エーザイ株式会社，ファイザー株式会社，2010.
3) Epstein NU, Saykin AJ : Differences in Medication Use in the Alzheimer's Disease Neuroimaging Initiative : Analysis of Baseline Characteristics. Drug Aging 2010 ; 27 : 677-686.

（朝田　隆）

II ガランタミン

Essence

　ガランタミンは，軽度から中度のアルツハイマー型認知症（AD）に対する治療薬である．ドネペジル塩酸塩などと同じ，コリンエステラーゼ阻害剤の1つであるが，ニコチン性受容体に対してアロステリック賦活作用を併せ持つことが最大の特長である．

　臨床試験の結果から，全般評価，認知機能，BPSD，ADLに対する効果が報告されている．1日8mg（1回4mgを1日2回）から開始し，4週間後に1日16mg（1回8mgを1日2回）に増量する．最大1日24mg（1回12mgを1日2回）まで増量できるが，増量する場合は変更前の用量で4週間以上投与した後に行うこととされている．重篤な副作用は認めないが，国内の臨床試験の結果から，悪心，嘔吐，食欲不振，下痢，食欲減退などの消化器症状や頭痛などが5%以上の頻度で認められた．本剤はCYP2D6と3A4により代謝されるため，これらの代謝酵素を阻害する薬剤との併用には注意が必要である．

　口腔内崩壊錠や内用液もあるため，状況によって剤型を使い分けることが可能である．

A　ガランタミン（レミニール®）の作用機序

　ガランタミンは，ドネペジル塩酸塩（アリセプト®）とならぶ，コリンエステラーゼ阻害剤（ChE-I）のうちの1つである．アセチルコリンの分解酵素であるコリンエステラーゼを阻害することでシナプス間隙のアセチルコリン濃度を上昇させ，標的細胞のア

セチルコリン受容体に結合するアセチルコリンが増加する。その結果アセチルコリン伝達系が賦活する。しかしガランタミンはコリンエステラーゼ阻害剤としての効果にとどまらない。

アセチルコリンが結合する受容体，すなわちアセチルコリン受容体にはムスカリン性受容体とニコチン性受容体の2種類があるが，アルツハイマー型認知症（AD）の病態にはニコチン性受容体が重要とされる。ニコチン性受容体にはアセチルコリン結合部位とは別の部位に調節物質が結合できる，いわゆるアロステリック部位があり，そこにガランタミンは結合することができる。アセチルコリンとニコチン性受容体の結合によって生じた活動性は，ガランタミンがアロステリック結合することでさらに増幅する[1]。このようにガランタミンはニコチン性受容体に対してアロステリック賦活作用を有することが最大の特徴である。本剤のADへの効果は，このニコチン性受容体に対するアロステリックな賦活作用を介したアセチルコリン伝達系の賦活が大きく寄与すると考えられる。また基礎研究において，ガランタミンのニコチン性受容体を介した作用によってアミロイドβ蛋白（Aβ）によって生じるグルタミン酸の神経毒性緩和し，Aβ対する神経保護作用も報告されている[2]。

B アルツハイマー型認知症患者に対する効果

以下に全般評価，認知機能，BPSD,ADLに関するこれまでの臨床研究を紹介する。まず海外の臨床試験の結果を概観し，最後に国内臨床試験の結果を参照する。なお解析方法としてITT（治療意図に基づく解析：intention to treat）解析とOC（観察症例：observed cases）解析が行われているが，とくに注釈がなければITT解析の結果を示す。

1. 全般評価尺度（Global Rating Scales : GRS）の変化[3]（表1）

3ヵ月の試験では，プラセボ対照と比較して18mg/日でオッズ比2.4倍（95％信頼区間 1.2-5.0），36mg/日でオッズ比2.7倍（95％信頼区間 1.2-6.2）で，ガランタミン投与群は全般評価を有意に改善したが，24mg/日と24～32mg/日では有意差はみられなかった。

表1 全般評価で不変あるいは改善の割合

Outcome or subgroup title	No. of studies	No. of participants	Statistical method	Effect size
1 Global Rating (no change or improvement at 3 months)	2		Peto Odds Ratio (Peto, Fixed, 95% CI)	Subtotals only
1.1 ガランタミン（18mg/d bid）vs placebo	1	162	Peto Odds Ratio (Peto, Fixed, 95% CI)	2.44 [1.18, 5.04]
1.2 ガランタミン（24mg/d bid）vs placebo	1	136	Peto Odds Ratio (Peto, Fixed, 95% CI)	2.11 [0.96, 4.62]
1.3 ガランタミン（24-32 mg/d bid or tid）vs placebo	1	363	Peto Odds Ratio (Peto, Fixed, 95% CI)	1.48 [0.92, 2.37]
1.4 ガランタミン（36mg/d bid）vs placebo	1	130	Peto Odds Ratio (Peto, Fixed, 95% CI)	2.70 [1.18, 6.17]
2 Global Rating (no change or improvement at 6 months)	6		Peto Odds Ratio (Peto, Fixed, 95% CI)	Subtotals only
2.1 ガランタミン（8mg/d bid）vs placebo	1	391	Peto Odds Ratio (Peto, Fixed, 95% CI)	1.17 [0.77, 1.78]
2.2 ガランタミン（16mg/d bid）vs placebo	1	517	Peto Odds Ratio (Peto, Fixed, 95% CI)	2.04 [1.44, 2.89]
2.3 ガランタミン（16-24mg/d bid）vs placebo	1	603	Peto Odds Ratio (Peto, Fixed, 95% CI)	1.27 [0.92, 1.76]
2.4 ガランタミン（16-24mg/d Prolonged Release）vs placebo	1	592	Peto Odds Ratio (Peto, Fixed, 95% CI)	1.20 [0.86, 1.66]
2.5 ガランタミン（24mg/d bid）vs placebo	4	1570	Peto Odds Ratio (Peto, Fixed, 95% CI)	1.90 [1.55, 2.33]
2.6 ガランタミン（32mg/d bid）vs placebo	2	768	Peto Odds Ratio (Peto, Fixed, 95% CI)	1.79 [1.34, 2.38]

（Loy C, Schneider L : Galantamine for Alzheimer's disease and mild cognitive impairment. Cochrane Database Syst Rev. 2006；(1)：CD001747.より改変引用）

6ヵ月の試験では，16mg/日（オッズ比 2.0；95％信頼区間 1.4-2.9），24mg/日（オッズ比 1.9；95％信頼区間 1.6-2.3），32mg/日（オッズ比 1.8；95％信頼区間 1.3-2.4）の投与で対象と比較して有意差が認められたが，8mg/日，16〜24mg/日には有意な効果が認められなかった。

　これらのデータを集積してメタ解析すると，全般的評価は 8mg/日を除くすべての用量で対照と比較して有意差を認めた 16〜24mg/日 オッズ比 1.7（95％信頼区間 1.3-2.1）；24mg/日と 24〜32mg/日 オッズ比 1.8（95％信頼区間 1.5-2.2）；32〜36mg/日 オッズ比 1.6（95％信頼区間 1.3-2.0）であった。すなわち全般評価尺度からみると 16〜32mg/日の用量が適当といえる。

2. 認知機能障害に対する効果[3]（表2）

　認知機能に関しては ADAS-cog スコアを用いて検討されている。3ヵ月間の試験において，16〜36mg/日のいずれの用量においてもガランタミン群は対照群に対して効果を示し，ベースラインからの比較で 16〜24mg は 2.7 ポイント（95％信頼区間 −3.55，−1.85）24mg は 3.0 ポイント（95％信頼区間 −5.23，−0.77）スコアが減少，すなわち認知機能が改善し，対照と比較して統計的な有意差が認められた。

　6ヵ月の試験において 8〜32mg/日のすべての用量で，ベースラインからの改善を認め（8mg −1.3（95％信頼区間 −2.6，−0.03），16mg −3.1（95％信頼区間 −4.1，−2.1），16〜24mg −2.8（95％信頼区間 −3.8，−1.8），24mg −3.1（95％信頼区間 −3.7，−2.6），32mg −3.3（95％信頼区間 −4.1，−2.4），対照と比較し統計的な有意差を認めた。

　なお3ヵ月間観察の1試験と6ヵ月間の2試験では，OC解析によって ADAS-cog が4点以上の改善を示した被験者の割合が

表2 ベースラインからのADAS-Cogスコアの変化
（Mean Difference：95％信頼区間）

Outcome or subgroup title	No. of studies	No. of participants	Effect size
1 ADAS-cog (Change from baseline at 3months) ITTy	3		Subtotals only
1.1 ガランタミン（18mg/d bid）vs placebo	1	163	-1.70 [-3.64, 0.24]
1.2 ガランタミン（16-24mg/d bid）vs placebo	1	592	-2.7 [-3.55, -1.85]
1.3 ガランタミン（16-24mg/d Prolonged Release ）vs placebo	1	586	1.8 [0.94, 2.66]
1.4 ガランタミン（24mg/d bid）vs placebo	1	137	-3.0 [-5.23, -0.77]
1.5 ガランタミン（24-32 mg/d bid or tid）vs placebo	1	359	-1.70 [-2.79, -0.61]
1.6 ガランタミン（36mg/d bid）vs placebo	1	133	-2.3 [-4.24, -0.36]
2 ADAS-cog (Change from baseline at 6months) ITT	6		Subtotals only
2.1 ガランタミン（8mg/d bid）vs placebo	1	381	-1.30 [-2.57, -0.03]
2.2 ガランタミン（16mg/d bid）vs placebo	1	508	-3.10 [-4.13, -2.07]
2.3 ガランタミン（16-24mg/d bid）vs placebo	1	592	-2.8 [-3.76, -1.84]
2.4 ガランタミン（16-24mg/d Prolonged Release ）vs placebo	1	587	-2.5 [-3.39, -1.61]
2.5 ガランタミン（24mg/d bid）vs placebo	4	1630	-3.13 [-3.70, -2.55]
2.6 ガランタミン（32mg/d bid）vs placebo	2	825	-3.29 [-4.14, -2.44]
2.7 ガランタミン（32mg/d tds）vs placebo	1	553	-2.9 [-4.01, -1.79]
3 ADAS-cog (Change from baseline at 12 months in MCI) ITT	2	1903	-0.11 [-0.62, 0.40]
3.1 ガランタミン（16-24mg/d bid）vs placebo in MCI	2	1903	-0.11 [-0.62, 0.40]
4 ADAS-cog (Change from baseline at 24 months in MCI) ITT	2	1903	-0.21 [-0.78, 0.37]
4.1 ガランタミン（16-24mg/d bid）vs placebo in MCI	2	1903	-0.21 [-0.78, 0.37]

(Loy C, Schneider L：Galantamine for Alzheimer's disease and mild cognitive impairment. Cochrane Database Syst Rev. 2006；(1)：CD001747.より改変引用)

示された。3ヵ月間の結果では，24〜32mgではオッズ比1.8倍（95％信頼区間 1.0-3.1），また6ヵ月間の分析結果では，16mgでオッズ比2.2（95％信頼区間 1.5-3.4），24mgでオッズ比2.4

倍（95％信頼区間 1.8-3.2），32mgでオッズ比2.7倍（95％信頼区間 1.9-4.0）と，ガランタミン投与群にADAS-cogのスコアが4ポイント以上改善した著効例が多いことが示された。このように認知機能改善効果についても，16～32mg/日の範囲で認められている。なお，ガランタミン服用36ヵ月後のADAS-cogスコアの低下は自然経過に比べておよそ50％抑えられた報告があり[9]，長期にわたり認知機能への効果がみられることが示唆されている。

3. BPSDに対する効果

Neuropsychiatric Inventory（NPI）を用いた5ヵ月間の検討では，ガランタミン16mgおよび24mg/日服用群における5ヵ月後のNPI得点はベースライン時とほぼ同等であったが，プラセボ対照群と8mg/日服用群では悪化した。この結果から，ガランタミンはBPSDに効果的であると結論されている[4]（**図1**）。

24～32mg/日投与の3ヵ月臨床試験では統計学に有意な治療効果は認められなかった。しかし16mg/日投与の6ヵ月臨床試験では有意な治療効果を認めた（mean difference -2.1；95％信頼区間 -4.0, -0.2）[3]。

ガランタミンについての3つの治験をあわせて，AD患者のBPSDに対する効果をメタアナリシスしたものがある[5]。この報告では，NPIの10項目について，各項目別とそれらの合計点のみならず，各項目の得点を，第1領域＝幻覚＋妄想，第2領域＝激越＋不快気分/抑うつ＋不安＋無感情＋易刺激性，第3領域＝脱抑制＋気分高揚/多幸＋異常運動行動，そして第4領域＝幻覚＋不安＋異常運動行動＋無感情の4領域に領域分けして解析している。それによれば，総得点は有意に改善し，また激越，不安，脱抑制，異常運動行動の有意な効果も示されている（**表3**）。ま

図1 ガランタミンのBPSDに対する効果

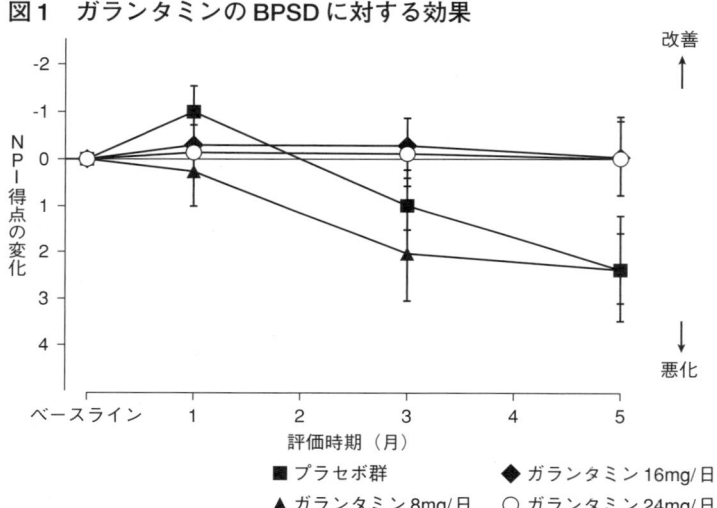

■ プラセボ群　　　　　　　◆ ガランタミン 16mg/日
▲ ガランタミン 8mg/日　　○ ガランタミン 24mg/日

(Tairot PN, Solomon PR, Morris JC, et al.：A 5-month, randomized, placebo-controlled trial of Galantamine in AD. Neurology 2000；54：2269-2276.より改変引用)

表3 ガランタミンが特に有効なBPSD症状：NPI (Neuropsychiatric Inventory) 変化量から

評価項目	実薬群 (n＝1347)	プラセボ群 (n＝686)	Effect size	p value
NPI項目				
激越・攻撃性	0.10 (2.64)	0.27 (2.30)	−0.07	0.05
不安	−0.05 (2.66)	0.19 (2.48)	−0.09	0.044
脱抑制	0.00 (1.61)	0.09 (1.33)	−0.06	0.020
異常運動行動	−0.15 (2.96)	0.12 (2.91)	−0.09	0.050

妄想，幻覚，うつ気分，高揚・多幸，無感情，焦燥については有意差なし

(Herrmann N, et al. Galantamine treatment of problematic behavior in Alzheimer disease. J Am Geriatr Psychiatry 2005；13：527-534を改変して引用)

た第1, 3, 4領域における改善も報告されている。ただしいずれの改善度も大きなものではない。報告者らは，コリン作動性に関与する第4領域の行動の改善を強調している。

従来本邦で用いられてきたドネペジル塩酸塩（アリセプト®）は，うつ，不安，アパシーなどの改善効果が知られているが，同じコリンエステラーゼ阻害剤でも，BPSDに対する効果の現れ方が若干異なるのかもしれない。

4. 日常生活動作（ADL）に対する効果

ガランタミンの臨床試験では，ADLの評価尺度として，主にAlzheimer's Disease Cooperative Study-Activities of Daily Living（ADCS-ADL）とDisability Assessment for Dementia scale（DAD）が用いられている。

5. DADスコアを用いた試験[3]

DADに基づく治療効果については，3ヵ月の臨床試験を行ったものが1つ，6ヵ月の臨床試験を行ったものが2つ報告されている。

3ヵ月間24〜32mg/日投与での統計的に有意な治療効果が認められている。ベースラインからの変化は，平均4.8ポイント（95％信頼区間 2.1-7.6）であり，また6ヵ月24mg/日の投与で3.7ポイント（95％信頼区間 1.4-6.9），32mg/日の投与では3.5ポイント（95％信頼区間 0.5-6.5）と改善効果が認められている。

より長期間（12ヵ月間）における効果についても報告がある。前半6ヵ月は二重盲検下で1日当たり24〜32mgが，後半6ヵ月は非盲検で24mgが投与されている。この結果，ガランタミン服用群では，1年後のDADの得点がベースラインと変化がなかったことが報告されている。これに対してプラセボを1年間投与さ

れた群ではDAD得点が悪化したという。この結果からガランタミンのADLへの効果は1年以上持続するものと考えられる[6]。

6. ADCS-ADLスコアを用いた試験[3]

6ヵ月間の2つの臨床試験によって投与量8mg/日，16mg/日，16〜24mg/日，24mg/日の治療効果について検討されている[5,6]。その結果，16mg/日（3.1ポイント，95％信頼区間 1.6-4.6），24mg/日（2.3ポイント，95％信頼区間 0.6-4.0）であり，ADCS-ADLスコアを用いた試験によっても治療効果が示唆されている。

このように海外のDADおよびADCS-ADLを用いた検討結果から，ガランタミンはADLに対しても効果が認められている。

7. 国内臨床試験（GAL-JPN-5）の結果（医薬品インタビューフォーム）（図2）

軽度〜中等度のアルツハイマー型認知症患者580例を対象に，ガランタミン16mg/日群（n＝192），24mg/日群（n＝194），プラセボ群（n＝194）に無作為に割り付けられた24週にわたる二重盲検比較試験が行われた。

その結果，プラセボ群では投与4週および8週後はADAS-J cogのスコアが減少（改善方向）したが，投与16週および24週後はベースライン値よりも増加（悪化方向）した。一方，ガランタミン16mg/日群および24mg/日群では投与期間すべての時点でベースライン値以下を維持し，投与期間を通して16mg/日群に比べ24mg/日群の改善の度合いが大きかった。24週時におけるADAS-J cogのベースラインからの変化量（平均値±S.E.）は，プラセボ群 0.90±0.43，16mg/日群 −0.58±0.42，24mg/日群 −1.66±0.39 であり，認知機能に対して有意な効果が認められた。ただしこの試験では，BPSDやADLに対する有意な効果

図2 国内臨床試験の結果

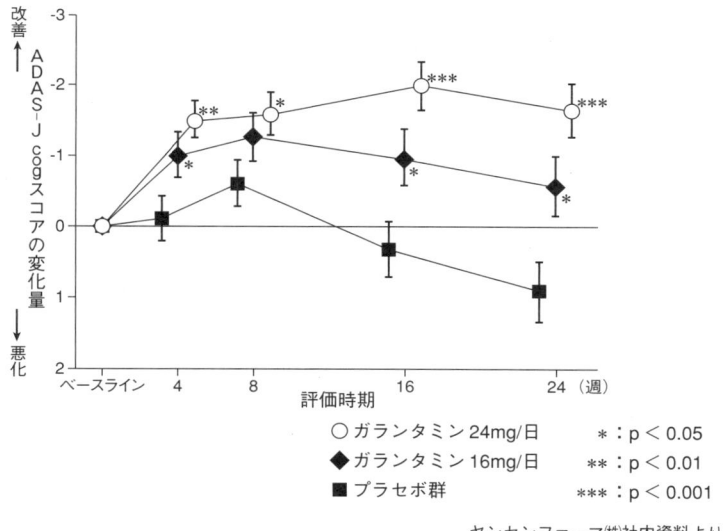

ヤンセンファーマ㈱社内資料より

は認めていない。

8. 国内第Ⅲ相長期投与試験の結果（医薬品インタビューフォーム）（図3）

　先行して行われたGAL-JPN-3試験の完了者を対象としたオープン試験が行われた。GAL-JPN-3試験のプラセボ群には22週後からガランタミンの投与を開始した（プラセボ群/ガランタミン群）。その結果ガランタミン投与12週後にあたる34週のADAS-J cogのスコアは22週時よりも改善したが、投与34週後から最終評価時（70週後）まではおおむね経時的に悪化した。

図3 国内長期投与試験の結果

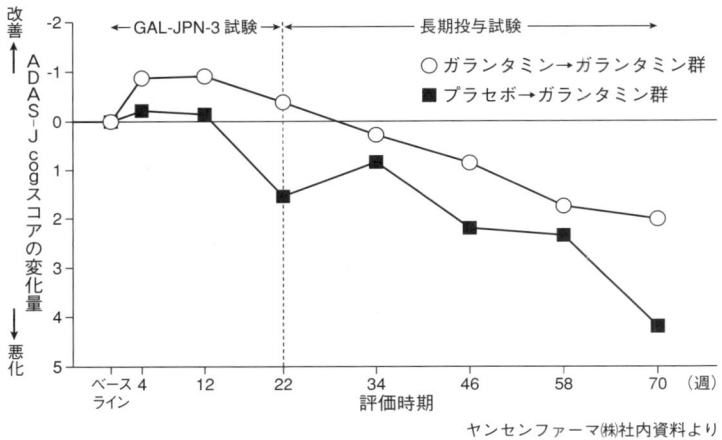

ヤンセンファーマ㈱社内資料より

GAL-JPN-3試験開始時からガランタミンを服用したガランタミン/ガランタミン群でも最終評価時(70週後)まで経時的に悪化したが，常にプラセボ群/ガランタミン群よりよい成績を維持した。

9. 他の病態に対するガランタミンの効果

軽度認知機能障害（MCI）やレビー小体型認知症（DLB）などAD以外へのガランタミンの効果についても海外から報告されている。

C 軽度認知機能障害に対する効果 [3]

MCIへのガランタミン投与は，2つの12ヵ月間の臨床試験が行われている。結果的に16〜24mg/日投与で対照と比較して

ADAS-cogのスコアに差は認めなかった。また24ヵ月時点で，ガランタミン投与によるMCIから認知症への移行率の改善もみられなかった。

D レビー小体型認知症に対する効果

DLBではADよりアセチルコリン伝達系の障害が高度なため，コリンエステラーゼ阻害薬の効果が期待され，ドネペジル塩酸塩については有効性を示す報告も散見される。ガランタミンについては，50例のDLBを対象とした24週間のオープン試験が1つある[7]。それによれば，ADAS-cogのスコアは25.2から22.2に改善した（p = 0.02）。またBPSDはNPIの評価で，27.0から18.8に改善し（p = 0.01），とくに幻視と夜間の行動障害の改善が著明だった。ドネペジル塩酸塩のほうがガランタミンよりDLBの認知機能やBPSDに対する改善効果が大きいとの報告もあるが[8]，ガランタミンのDLBに対する効果に関するデータは，他のコリンエステラーゼ阻害剤と同様に乏しく，評価は今後のデータの蓄積を待たねばならない。

E 用法，用量

1日8mg（1回4mgを1日2回）から開始し，4週間後に1日16mg（1回8mgを1日2回）に増量する。症状に応じて1日24mg（1回12mgを1日2回）まで増量できるが，増量する場合は変更前の用量で4週間以上投与した後に行う。

消化器系副作用の発現を抑えるために1日8mgから投与を開始するが，臨床試験の結果から8mgは有効用量ではないため，原則として4週間を超えて使用しないこととされている。

また中等度の肝機能障害患者（**表4**のClass B）では，4mgを1日1回から開始し少なくとも1週間投与した後，1日8mg（4mgを1日2回）を4週間以上投与し，増量する。ただし，1日16mgを超えないこととされる。

剤型として錠剤の他に水なしで服用できる口腔内崩壊錠や内用液もある。状況によって剤型を使い分けることが可能である。

F 使用上の注意（慎重投与）

以下の場合は慎重に投与する。

①迷走神経系刺激作用により徐脈あるいは不整脈を起こす可能性があるため，洞不全症候群，心房内および房室接合部伝導障害などの心疾患がある患者。とくに心筋梗塞，弁膜症，心筋症などの心疾患を有する患者や，低K血症がある場合には，重篤な不整脈に移行しないよう注意する。

②胃酸分泌の促進および消化管運動の促進により，症状が悪化する可能性がある消化性潰瘍，または消化管手術直後の患者。

表4 Child-Pugh分類

	1点	2点	3点
ビリルビン	<2	2～3	>3
アルブミン	>3.5	3.5～2.8	<2.8
PT（％）	>80	50～80	<50
腹水	なし	コントロール可	コントロール困難
昏睡度	なし	軽度Ⅰ～Ⅱ	重症Ⅲ～Ⅳ

Class A：5～6点
Class B：7～9点
Class C：10～15点

③気管支平滑筋の収縮および気管支粘液分泌の亢進により症状が悪化する可能性がある気管支喘息や閉塞性肺疾患の既往のある患者。
④膀胱の収縮が増強することにより悪化する可能性がある下部尿路閉塞のある患者または膀胱手術直後の患者。
⑤パーキンソン症状などの錐体外路症状のある患者，てんかんやけいれん性疾患の患者も身体症状の悪化の可能性があるため，慎重投与となっている。

G 相互作用

併用によるコリン刺激作用の増強に注意が必要である。また本剤はCYP2D6と3A4により代謝される。したがって，これらの代謝酵素を阻害する薬剤との併用は要注意である。

併用注意薬として以下のものが挙げられている。
①コリン作動薬やChE-I：コリン刺激作用が増強され，いちじるしい心拍数の低下が起きる可能性がある。
②スキサメトニウム：スキサメトニウムの脱分極性筋弛緩作用が増強する。
③ジゴキシン，β遮断薬：伝導抑制作用が増強し，いちじるしい心拍数の低下が起こる可能性がある。
④抗コリン薬：相互に作用が減弱する可能性がある。
⑤パロキセチンやキニジンなどのCYP2D6阻害作用をもつ薬剤や，アミトリプチリンやリスペリドンなどの2D6で代謝される薬剤と併用した場合，本剤の代謝が阻害され，血中濃度が上昇し，副作用が発現する可能性がある。
⑥フルボキサミン，イトラコナゾール，エリスロマイシンをはじめ，CYP3D4を阻害する薬剤やCYP3D4で代謝される薬剤と併

用した場合，本剤の代謝が阻害され，血中濃度が上昇し，副作用が発現する可能性がある。

H 安全性

ガランタミンの安全プロフィールについては，コリン作動性の消化器症状という点で他のChE-Iと類似している。

なお24mgを超えると有害事象によるドロップアウト率が有意に上昇する。投与期間4週間以上の臨床試験では16mg/日投与が最も耐性が高いと考えられ，また，16mg/日投与の場合と増量した場合との薬効に統計的有意差がないことから，目標投与量としては16mg/日が適切であるとみられる。

1日1回持続性カプセル投与でも，1日2回普通錠投与の場合と同様の有効性と副作用プロフィールが示されている。また治療効果の大きさは，他のChE-Iと同程度と考えられている。

なお，軽度および中等度のAD患者を対象にした国内臨床試験において，744例中433例（58.2％）に副作用が認められた。主な副作用は悪心115例（15.5％），嘔吐93例（12.5％），食欲不振62例（8.3％），下痢49例（6.6％），食欲減退42例（5.6％）などの消化器症状や頭痛37例（5.0％）であった。このほか1～5％の範囲では，鼻咽頭炎，貧血，不眠症，浮動性めまい，心室性期外収縮，上室性期外収縮，高血圧，腹痛，便秘，上腹部痛，胃部不快感，倦怠感，異常感，体重減少，肝機能検査値異常，CK増加，尿中白血球陽性，血圧上昇，血糖値，転倒・転落などがみられている。

また重大な副作用として，失神（0.1％），徐脈（1.1％），心ブロック（1.3％），QT延長（0.9％）および肝炎（海外）などが現れることがあり，このような場合投与を中止する。

I まとめ

これまでの報告をもとにガランタミンのプロフィールを概観した。臨床家にとってアルツハイマー型認知症の治療選択肢が増えることはとても喜ばしいことである。今後は，ChE-Iをどのように使い分けるのか，どのような患者にガランタミンが適しているのか，ニコチン性受容体のアロステリック作用によって他のChE-Iとどのような効果の違いがもたらせるのか，などについてデータの蓄積が待たれるところである。

文献

1) Samochocki M, Höffle A, Fehrenbacher A, et al.：Galantamine is an allosterically potentiating ligand of neuronal nicotinic but not of muscarinic acetylcholine receptors. J Pharmacol Exp Ther. 2003；305（3）：1024-1036.
2) Kihara T, Sawada H, Nakamizo T, et al.：Galantamine antamine modulates nicotinic receptor and blocks Abeta-enhanced glutamate toxicity. Biochem Biophys Res Commun. 2004；325（3）：976-982.
3) Loy C, Schneider L：Galantamine for Alzheimer's disease and mild cognitive impairment. Cochrane Database Syst Rev. 2006；（1）：CD001747.
4) Tairot PN, Solomon PR, Morris JC, et al.：A 5-month, randomized, placebo-controlled trial of Galantamine in AD. Neurology 2000；54：2269-2276.
5) Herrmann N, Rabberu K, Wang J, et al.：Galantmine treatment of problematic behavior in Alzheimer disease. Am J Geriatr Psychiatry. 2005；13：527-534.
6) Raskind M, Peskind E, Wessel T, et al.：Galantamine in AD a a 6-month randomized, placebo-controlled trial with a 6-month extension. Neurology 2000；54：2261-2268.
7) Edwards K, Royall D, Hershey L, et al.：Efficacy and safety of Galantamine in patients with dementia with Lewy bodies：a 24-week open-label study. Dement Geriatr Cogn Disord. 2007：23（6）：401-405.

8) Bhasin M, RowanE, Edwards K, et al.：Cholinesterase inhibitors in dementia with Lewy bodies — A comparative analysis. Int. J. Geriatr. Psychiatry 2007 ; 22 : 890-895.
9) Raskind, Peskind ER, Truyen L, et al.：The cognitive benefits of galantamine are sustained for at least 36 month：Arch Neurol：2004 ; 61 : 252-256.

〔水上勝義〕

III リバスチグミン

Essence

　リバスチグミンは本邦では，軽度から中等度のアルツハイマー型認知症（AD）を適応疾患とする。海外ではこれにパーキンソン病に伴う認知症も適応疾患とする。作用機序として，アセチルコリンエステラーゼ（AChE）だけでなくブチリルコリンエステラーゼ（BuChE）も阻害する作用を有する点が他のAChE阻害薬とは異なる。経口剤および貼付剤があり，本邦では貼付剤のみが導入される予定である。その効果については，メタアナリシスにより，認知機能，全般的な臨床症状，日常生活動作のいずれについても有意な効果を発揮することが示されている。

　副作用としてさほど重篤なものはないが，多いものとしては，嘔気，嘔吐，下痢，食欲低下，頭痛，失神，腹痛，めまいなどが報告されている。貼付剤は，経口剤と同等の効果を有しかつ副作用の発現率が有意に低いことから，その有用性が期待される。

A　リバスチグミン（イクセロン®，リバスタッチ®）の作用機序

　AChE阻害薬は，コリン作動性ニューロンの進行性の脱落とそれによる脳内AChレベルの低下が，ADにおける認知機能障害の原因の一部であるという仮説（ACh仮説）に基づいて開発された。AChEはAChを加水分解する酵素であることから，その阻害によりAChレベルが増加し，ACh系伝達が改善すると考えられる。実際には，AChEだけでなく，BuChEもAChの分解に関

与する。リバスチグミンは，AChEだけでなくBuChEも阻害する作用を有する点が他のAChE阻害薬とは異なる。正常脳におけるコリンエステラーゼ（ChE）活性の多くはAChEに由来するが，ADの進行に伴いAChE活性は低下し，その一方でBuChE活性が増加することが報告されている[1]ことから，両方の酵素を阻害するリバスチグミンの有効性は，ADの病理過程がある程度進行しても維持されると考えられる。ADの病理学的特徴である老人斑と神経原線維変化を指標とした場合においても，リバスチグミンは疾患の進行を抑制する可能性が指摘されている[2]。

リバスチグミンの神経保護作用についてもいくつか報告されている。赤池らは，リバスチグミンがグルタミン酸による神経毒性を抑制することを報告した[3]。Baileyらは，前シナプス蛋白と神経細胞の生存に対するリバスチグミンの作用について検討し，リバスチグミンが神経細胞の保護および修復作用を有することを明らかにした[4]。熱ショック転写因子（Hsf1）の活性を増強することにより神経保護作用を発揮するとの報告もある[5]。

リバスチグミンは，軽度および中等度のAD治療薬として1997年にスイスでカプセル剤および経口液剤が承認された。貼付剤は，2007年にアメリカで承認されて以来，世界70ヵ国以上で使用されており，その利便性と特性から主たるAD治療剤になると期待されている。本邦において導入されるのは，貼付剤のみである。使用法は，1日1回，背部，上腕，胸部などに貼付する。欧米では，ADのほかにパーキンソン病に伴う認知症（Parkinson's disease dementia：PDD）の適応も有しており[6]，ADおよびPDDの両疾患に対する唯一のAChE阻害薬となっている。

B アルツハイマー型認知症患者の認知機能に対する効果

　国内臨床試験におけるリバスチグミンの効果の詳細については現時点では明らかにされていないが、海外臨床試験における効果については、Birksらによるメタ解析がある[7]。対象となったのは13の臨床試験であり、各臨床試験の被験者数は44人から1195人の範囲である。報告された試験のうち、3試験が第Ⅱ相（被験者数566人）、5試験が第Ⅲ相（被験者数2884人）であり、期間は9週間から52週間であった。被験者は軽度から中等度の(probable) AD患者である。選択基準は、二重盲検で行われた交絡のないランダム化対照比較試験であり、ランダム化されていない臨床試験は除外された。

　ADAS-cogテストのスコアについて加重平均差を用いたメタ解析を行った結果、リバスチグミン投与群でプラセボ群に比して有意な認知機能の改善が認められた。そこには、6～12mg/日の12週間投与が4試験（WMD −1.49　95％信頼区間−1.96～−1.01, $p < 0.00001$）、1～4mg/日の18週間投与が3試験（WMD −1.07　95％信頼区間−1.66～−0.48, $p < 0.0004$）、6～12mg/日の18週間投与が4試験（WMD −1.79　95％信頼区間−2.30～−1.29, $p < 0.00001$）、1～4mg/日の26週間投与が3試験（WMD −0.84　95％信頼区間−1.48～−0.19, $p < 0.01$）、6～12mg/日の26週間投与が5試験（WMD −1.99　95％信頼区間−2.49～−1.50, $p < 0.00001$）含まれている（**図1**）。

　26週間投与で4ポイントを超える改善と下回る改善とに分けてADAS-cogを追加解析すると、6～12mg/日のリバスチグミン投与群のプラセボ群に対する認知機能改善についての優位性が示されたが、1～4mg/日の投与群では有意差は認められなかっ

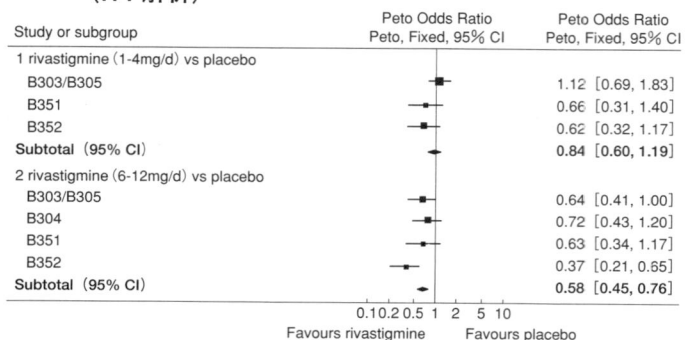

図1 26週後のベースラインからのADAS-cogの変化によるリバスチグミン（2種類の1日用量）とプラセボの比較（ITT解析）

Study or subgroup	Mean Difference IV, Fixed, 95% CI
1 rivastigmine (1-4mg/d) vs placebo	
B303/B305	0.10 [-1.14, 1.34]
B351	-0.70 [-1.75, 0.35]
B352	-1.70 [-2.79, -0.61]
Subtotal (95% CI)	**-0.84 [-1.48, -0.19]**
2 rivastigmine (6-12mg/d) vs placebo	
B303/B305	-1.60 [-2.83, -0.37]
B304	-1.60 [-2.93, -0.27]
B351	-1.40 [-2.31, -0.49]
B352	-3.80 [-4.89, -2.71]
IDEAL	-1.60 [-2.70, -0.50]
Subtotal (95% CI)	**-1.99 [-2.49, -1.50]**

-10 -5 0 5 10
Favours rivastigmine Favours placebo

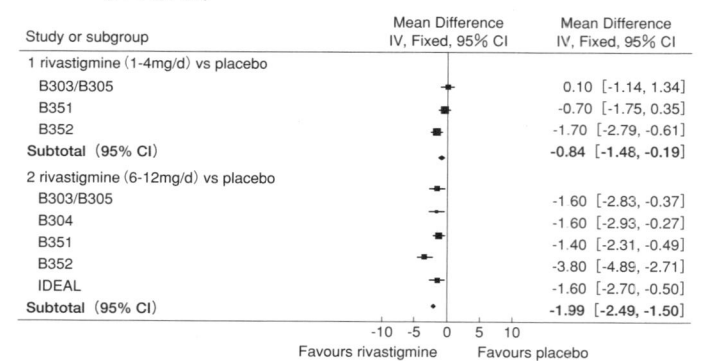

図2 26週間投与でADAS-cogが4ポイントを下回る改善の場合のリバスチグミン（2種類の1日用量）とプラセボの比較（ITT解析）

Study or subgroup	Peto Odds Ratio Peto, Fixed, 95% CI
1 rivastigmine (1-4mg/d) vs placebo	
B303/B305	1.12 [0.69, 1.83]
B351	0.66 [0.31, 1.40]
B352	0.62 [0.32, 1.17]
Subtotal (95% CI)	**0.84 [0.60, 1.19]**
2 rivastigmine (6-12mg/d) vs placebo	
B303/B305	0.64 [0.41, 1.00]
B304	0.72 [0.43, 1.20]
B351	0.63 [0.34, 1.17]
B352	0.37 [0.21, 0.65]
Subtotal (95% CI)	**0.58 [0.45, 0.76]**

0.1 0.2 0.5 1 2 5 10
Favours rivastigmine Favours placebo

図3 26週後のベースラインからのMMSEの変化によるリバスチグミン（2種類の1日用量）とプラセボの比較（ITT解析）

Study or subgroup	Mean Difference IV, Fixed, 95% CI
1 rivastigmine (1-4mg/d) vs placebo	
B303/B305	-0.16 [-0.80, 0.48]
B351	0.90 [0.27, 1.53]
B352	0.50 [-0.04, 1.04]
Subtotal (95% CI)	**0.43 [0.08, 0.78]**
2 rivastigmine (6-12mg/d) vs placebo	
B303/B305	0.72 [0.09, 1.35]
B304	0.80 [0.13, 1.47]
B351	0.65 [0.10, 1.20]
B352	1.10 [0.56, 1.64]
IDEAL	0.80 [0.23, 1.37]
Subtotal (95% CI)	**0.82 [0.56, 1.08]**

Favours pacebo　　Favours rivastigmine

た（図2）。MMSEでも同様に，26週間低用量リバスチグミン投与群と26週間および52週間高用量投与群が，プラセボ投与群に対して優位性を示す結果となった（図3）。

C アルツハイマー型認知症患者のBPSDに対する効果

ADの症状は，認知機能障害によるものと，「行動および心理症状（Behavioral and psychological symptoms of dementia：BPSD)」とに大別される[8]。前者は，記銘力障害，失見当識，判断力低下，失語，失行，失認などで，これらをまとめて中核症状と呼ぶことがある。後者には，興奮，叫声，不穏，焦燥，徘徊，社会文化的に不適切な行動，性的脱抑制，収集癖，暴言，つきまとい，不安，抑うつ，妄想，幻覚などが含まれる。認知症患者の

約60〜90％が，少なくとも1つ以上のBPSD症状を呈し，特に無関心，興奮，易刺激性，抑うつなどの頻度が高いとされる[9,10]。

AD患者のBPSDへの効果について，リバスチグミン投与群とプラセボ投与群でNPIにより比較検討したこれまでの3つの研究では，いずれにおいても有意差は認められていない[7,11]（図4）。

他の薬剤との比較では，BullockらはⅠ中等度AD患者994名についてプラセボ対照試験を行い，リバスチグミンとドネペジル塩酸塩の効果を比較したところ，NPI-10の下位項目にはいずれも有意差は認められなかった[12]。しかし，患者を75歳未満と75歳以上の2群に分けて再検討したところ，75歳未満の群では，不安，無為，脱抑制，睡眠，食欲，妄想の下位項目について，リバスチグミンがドネペジル塩酸塩よりも有意な効果が認められた[13]。

一方Santoroらは，軽度から中等度AD患者938名の36週間の前向き観察研究を行い，リバスチグミン，ガランタミン，ドネペジル塩酸塩のBPSDへの効果をNPIを用いて比較検討したところ，ガランタミン群ではベースラインからの有意な悪化，リバスチグミン群では有意差はないものの悪化の傾向が認められたと報告した[14]。

また，Ballardらは，ケア施設入所中のAD患者93名について，無作為化二重盲検プラセボ比較試験を行い，リバスチグミンとク

図4 26週後のベースラインからのNPI-10あるいはNPI-12の変化によるリバスチグミン（2種類の1日用量）とプラセボの比較（ITT解析）

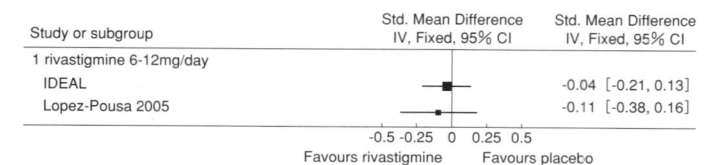

Study or subgroup	Std. Mean Difference IV, Fixed, 95% CI	Std. Mean Difference IV, Fixed, 95% CI
1 rivastigmine 6-12mg/day		
IDEAL		-0.04 [-0.21, 0.13]
Lopez-Pousa 2005		-0.11 [-0.38, 0.16]

-0.5 -0.25 0 0.25 0.5
Favours rivastigmine　　Favours placebo

エチアピンの焦燥への効果について検討したが，どちらも有意な効果はなかったと報告した[15]。

D アルツハイマー型認知症患者の ADL に対する効果

Birks らによるメタ解析[7]において，PDS（介護者による ADL アセスメント）で，12，18，26，52 週間のリバスチグミン高用量投与群のプラセボ投与群に対する優位性が示された（図 5）。そこには，6～12mg/日の 12 週間投与 4 試験（WMD 1.08　95％信頼区間 0.19～1.98，p＝0.02），6～12mg/日の 18 週間投与 4 試験（WMD 1.90　95％信頼区間 0.93～2.88，p＝0.0001），リバスチグミン 6～12mg/日の 26 週間投与 4 試験（WMD 2.15　95％信頼区間 1.133～3.16，p＝0.0001）が含まれる。

IDEAL では，ADCS-ADL スケールを用いて ADL 評価を行い，

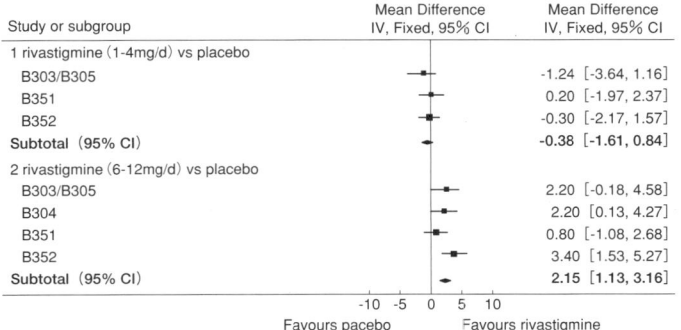

図 5　26 週後のベースラインからの PDS の変化によるリバスチグミン（2 種類の 1 日用量）とプラセボの比較（ITT 解析）

Study or subgroup	Mean Difference IV, Fixed, 95% CI	Mean Difference IV, Fixed, 95% CI
1 rivastigmine (1-4mg/d) vs placebo		
B303/B305		-1.24 [-3.64, 1.16]
B351		0.20 [-1.97, 2.37]
B352		-0.30 [-2.17, 1.57]
Subtotal (95% CI)		-0.38 [-1.61, 0.84]
2 rivastigmine (6-12mg/d) vs placebo		
B303/B305		2.20 [-0.18, 4.58]
B304		2.20 [0.13, 4.27]
B351		0.80 [-1.08, 2.68]
B352		3.40 [1.53, 5.27]
Subtotal (95% CI)		2.15 [1.13, 3.16]

-10　-5　0　5　10
Favours pacebo　　Favours rivastigmine

図6 24週後のベースラインからのADCS-ADLの変化によるリバスチグミン（2種類の1日用量）とプラセボの比較（ITT解析）

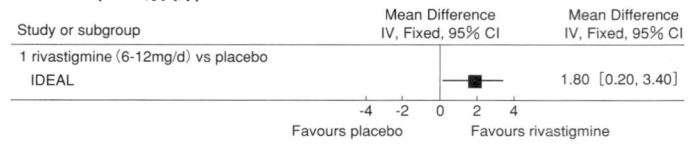

Study or subgroup	Mean Difference IV, Fixed, 95% CI	Mean Difference IV, Fixed, 95% CI
1 rivastigmine (6-12mg/d) vs placebo		
IDEAL	■	1.80 [0.20, 3.40]

-4 -2 0 2 4
Favours placebo　　Favours rivastigmine

リバスチグミン6～12mg/日24週間投与の優位性が示された（MD 1.80, 95％信頼区間0.20～3.40, p＝0.03）（**図6**）。

E 投与法による効果の比較

Birksら[7]によると, リバスチグミン1日2回投与と1日3回投与の比較では, 報告された結果の大半で1日3回投与の優位性が示されたが, 有意差は出なかった（**図7**）。安全性と耐性についても, 1日3回投与の優位性が示唆されたが, 有意差が出た臨床試験は1つだけであった。

20cm^{2}貼付剤（17.4mg/日）と10cm^{2}貼付剤（9.8mg/日）の比較では, 認知機能（ADAS-cogとMMSEスケールで評価）, ADL（ADCS-ADLスケール）, BPSD（NPI-12スケール）, 全体的な印象（ADCS-CGICスケール）のいずれにおいても, 有意差は認められなかった。また, 10cm^{2}貼付剤（9.8mg/日）と経口剤（6～12mg/日）の効果についても同様に比較されたが, 有意な差は認められなかった。

図7 リバスチグミン2～12mgの1日2回投与と1日3回投与における中断率の比較

Study or subgroup	Peto Odds Ratio Peto, Fixed, 95% CI	Peto Odds Ratio Peto, Fixed, 95% CI
B304		0.65 [0.41, 1.03]
Total (95% CI)		0.65 [0.41, 1.03]

0.1 0.2 0.5 1 2 5 10
Favours tid　　　　Favours bid

F 副作用

　リバスチグミンは，カルバミン酸塩としてChEと結合し，リバスチグミン分子を切断した後，薬理学的に不活性の分解産物として腎臓から排泄される。このように，リバスチグミンの代謝および排泄には肝チトクロームP450システムは関わっていない。さらに，蛋白結合能が比較的低いため，他の薬剤との相互作用が少ない。このような特徴は，様々な疾患を合併し，多くの薬剤を服用する可能性のある高齢者にとっては適していると言える[16]。ただし，末梢のBuChEに対する作用も有するため，ほかのAChE阻害薬に比して嘔気・嘔吐等の消化器系の副作用の報告が多いようである。皮膚から薬剤を徐々に吸収させ，一定の血中薬剤濃度を維持することにより，副作用の発現を軽減させる目的で開発されたのが貼付剤である[17]。

　Birksら[7]によると，投与法による副作用の出現率の違いに関して，まず投与量については，リバスチグミン1～4mg/日投与群ではプラセボ群と有意差はなかったが，6～12mg/日投与群で嘔気，嘔吐，下痢，食欲低下，頭痛，失神，腹痛，めまいなどの副作用が有意にプラセボ群より多かった。副作用による中断率についても，6～12mg/日投与群ではプラセボ群より有意に高かっ

た。また、1日2回投与と1日3回投与の比較では、3回投与のほうが有意に中断率が低かった。

20cm^{2}貼付剤（17.4mg/日）と10cm^{2}貼付剤（9.8mg/日）の比較では、後者のほうが有意に副作用の出現率が低かった（図8）。10cm^{2}貼付剤（9.8mg/日）と経口剤（6〜12mg/日）の比較では、前者のほうが、食欲低下、嘔気、嘔吐、めまい、無力症などの副作用の出現率が有意に低かった（図9）。重篤な副作用の出現率、副作用による中断率、死亡率に関しては両群間で有意差はなかった。貼付剤の皮膚に対する忍容性は良好であり、最も高頻度に報告された中等度また重度の皮膚刺激は紅斑または掻痒であった[18]。

図8　24週後における20cm^{2}貼付剤（17.4mg/日）と10cm^{2}貼付剤（9.8mg/日）の有害事象出現率の比較

Study or subgroup	Odds Ratio M-H, Fixed, 95% CI	Odds Ratio M-H, Fixed, 95% CI
IDEAL	■	1.90 [1.37, 2.65]
Total (95% CI)	◆	1.90 [1.37, 2.65]

0.2　0.5　1　2　5
Favours 20cm^2 patch　　Favours 10cm^2 patch

図9　24週後における10cm^{2}貼付剤（9.8mg/日）と経口剤（6〜12mg/日）の嘔気の出現率の比較

Study or subgroup	Odds Ratio M-H, Fixed, 95% CI	Odds Ratio M-H, Fixed, 95% CI
IDEAL	■	0.26 [0.15, 0.43]
Total (95% CI)	◆	0.26 [0.15, 0.43]

0.1　0.2　0.5　1　2　5　10
Favours patch　　Favours capsules

G まとめ

リバスチグミン高用量（6～12mg/日）投与が，認知機能，ADL，臨床的印象（CIBIC-Plus）の有意な改善をもたらすことが示唆される．低用量（4mg/日以下）投与の場合も，高用量より改善幅は小さいものの認知機能の有意な改善が認められる．1つの臨床試験で，低用量（9.8mg/日）貼付剤は，高用量（17.4mg/日）貼付剤あるいは高用量（6～12mg/日）経口剤と効果は同等でかつ副作用が有意に少ないことが示されており，その有用性が注目される．26週間を超えた期間の効果に関する二重盲検ランダム化対照比較試験は行われていないため，リバスチグミンの長期効果に関しては現時点では不明である．今後は，より長期の臨床試験で臨床的有意差が生じるエンドポイントにフォーカスし，コスト分析と関連付ける必要がある[7]．

参考文献

1) Ballard CG : Advances in the treatment of Alzheimer's disease : benefits of dual cholinesterase inhibition. Eur Neurol. 2002 ; 47 ; 64-70.
2) Eskander MF, Nagykery NG, Leung EY, et al. : Rivastigmine is a potent inhibitor of acetyl- and butyrylcholinesterase in Alzheimer's plaques and tangles. Brain Res. 2005 ; 1060 ; 144-152.
3) 赤池昭紀，久米利明：神経変性疾患とニコチン受容体．医学のあゆみ．2004 ; 210 ; 687-690.
4) Bailey JA, Lahiri DK : A novel effect of rivastigmine on pre-synaptic proteins and neuronal viability in a neurodegeneration model of fetal rat primary cortical cultures and its implication in Alzheimer's disease. J Neurochem. 2010 ; 112 ; 843-853.
5) Zhou X, Patel AR, Perez F, et al. : Acteylcholinesterase inhibitor rivastigmine enhances cellular defenses in neuronal and macrophage-like cell lines. Transl Res. 2009 ; 153 ; 132-141.
6) Emre M, Aarsland D, Albanese A, et al. : Rivastigmine for dementia associated with Parkinson's disease. N Engl J Med. 2004 ; 351 ; 2509-2518.

7) Birks J, Grimley Evans J, Iakovidou V, et al.：Rivastigmine for Alzheimer's disease (Review). The Cochrane Library. 2009, Issue 3.
8) Finkel SI, Costa e Silva J, Cohen G, et al.：Behavioral and psychological signs and symptoms of dementia：a consensus statement on current knowledge and implications for research and treatment. Int Psychogeriatr. 1996e：8 [Suppl. 3]；497-500.
9) Lyketsos CG, Steinberg M, Tschanz JT, et al.：Mental and behavioral disturbances in dementia：findings from the Cache County Study on Memory in Aging. Am J Psychiatry. 2000：157；708-714.
10) Ikeda M, Fukuhara R, Shigenobu K, et al.：Dementia associated mental and behavioral disturbances in elderly people in the community：findings from the first Nakayama study. J Neurol Neurosurg Psychiatry. 2004：75；146-148.
11) Winblad B, Cummings J, Andreasen N, et al.：A six-month double-blind, randomized, placebo-controlled study of a transdermal patch in Alzheimer's disease-rivastigmine patch versus capsule. Int J Geriatr Psychiatry. 2007：22；456-467.
12) Bullock R, Touchon J, Bergman H, et al.：Rivastigmine and donepezil treatment in moderate to moderately-severe Alzheimer's disease over a 2-year period. Curr Med Res Opin. 2005：21；1317-1327.
13) Bullock R, Bergman H, Touchon J, et al.：Effect of age on response to rivastigmine or donepezil in patients with Alzheimer's disease. Curr Med Res Opin. 2006：22；483-494.
14) Santoro A, Siviero P, Minicuci N, et al.：Effects of donepezil, galantamine and rivastigmine in 938 Italian patients with Alzheimer's disease：a prospective, observational study. CNS Drugs. 2010：24；163-176.
15) Ballard C, Margallo-Lana M, Juszczak E, et al.：Quetiapine and rivastigmine and cognitive decline in Alzheimer's disease：randomised double blind placebo controlled trial. BMJ. 2005：330；874.
16) 高橋　智：抗ChE-I剤とメマンチンの現状．Modern Physician. 2010：30；1139-1143.
17) Emre M, Bernabei R, Blesa R, et al.：Drug profile：transdermal rivastigmine patch in the treatment of Alzheimer disease. CNS Neurosci Ther. 2010：16；246-253.
18) Winblad B, Grossberg G, Frolich L, et al.：IDEAL：a 6-month, double-blind, placebo-controlled study of the first skin patch for Alzheimer dis-

ease. Neurology. 2007：69；S14-22.

（新井哲明）

Ⅳ 塩酸メマンチン

Essence

　塩酸メマンチンは他のアルツハイマー型認知症（AD）治療薬と異なりNMDA受容体拮抗薬である。その効果については，メタアナリシスにより以下のように示されている。中等度から重度のAD（MMSE14点以下）では全般的な臨床症状，認知機能，行動異常（BPSD），日常生活動作のいずれについても有意な効果を発揮する。さらにこれらの効果は，コリンエステラーゼ（ChE）阻害薬との併用によってより増強される。一方，軽度から中等度のADでは全般的臨床症状および認知機能に有意な効果を示すものの，BPSD，ADLにおいては有意差を認めていない。それ以外の点では，介護施設への入所を有意に遅延し，介護量や月当たりの見守り時間を短縮し，介護者にかかる総コストや社会的費用の総額を軽減すると報告されている。副作用はさほど重篤なものはない。

A　塩酸メマンチン（メマリー®）の開発経緯と作用機序[6]

　塩酸メマンチンは中等度から重度のAD患者に適応を有しており，他のAD治療薬とは異なる開発経緯をたどった。AD治療薬の開発はADの病態に関する研究と表裏をなしているが，もっとも有名な仮説が「コリン仮説」であり，これに基づいてアセチルコリンエステラーゼ（AChE）阻害薬が創薬された。

　一方，塩酸メマンチンは1960年代に高血糖の改善を目的とし

て合成されたが，そのような作用がないことから注目されなくなった。ところが，1972年，ドイツのメルツ社がシンメトレルの系列に連なる中枢神経系薬剤として特許申請を行った（**図1**）。その当時の適応はパーキンソン病，昏睡，脳血管性および老人性精神障害だった。当初は作用機序としてドパミン系の関与が考えられていた。しかし，薬理作用の検討が重ねられた結果，もっとも臨床的に重要なのはNMDA（N-methyl-D-asparate）受容体の拮抗作用だとわかった。その後，メルツ社はADと脳血管性認知症にも適応を拡大し，2002年にEUで中等度・高度ADの治療薬として承認され，2003年には米国で承認されたという経緯をもつ。

　以上の開発経緯から明らかなように，塩酸メマンチンは従来のChE阻害薬とは異なり，NMDA受容体拮抗作用が主たる作用機序である。

図1　塩酸メマンチンとシンメトレルの化学構造式

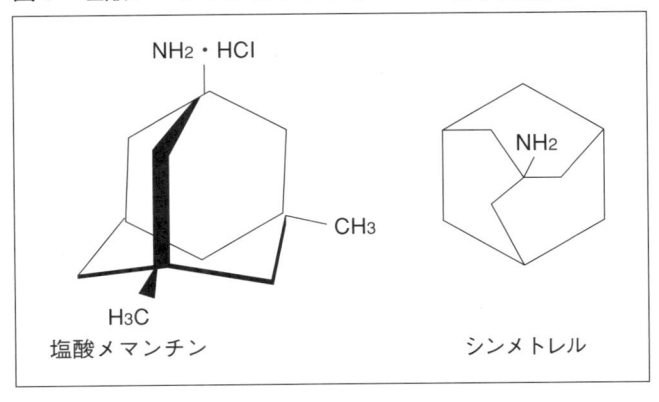

B アルツハイマー型認知症患者における グルタミン酸と NMDA 受容体 [6]

　ではNMDA受容体とは何であろうか？　これはK+, Na+/Ca2+透過性のイオン・チャンネルである。グリシン，ポリアミン，イオノフォニア，フェンサイクリジン，マグネシウムイオン，そしてグルタミン酸の結合部位をもつ受容体である。NMDA受容体は興奮性の神経伝達と関わるばかりでなく，シナプス可塑性においても重要で，臨床的には学習や記憶形成などに関与する。

　一方，グルタミン酸は中枢神経系の主要な興奮性神経伝達物質であり非常に重要な物質で，NMDA受容体のほかに，AMPA（α-amino-3-hydroxy-5-methyl-4-isoxazole-propionate）酸受容体，カイニン酸受容体などに親和性がある。この物質の特徴として，脳虚血時などに細胞外に放出されて濃度が上昇し，グルタミン酸受容体が過剰に活性化して神経細胞が傷害されること，いわゆる神経毒性もしくは興奮毒性が挙げられる。この興奮毒性はADをはじめとする様々な慢性変性疾患の発症と関連すると考えられている。

　またAD患者におけるグルタミン酸やNMDA受容体の変化も注目されている。たとえば，AD患者の死後脳ではグルタミン酸やNMDA受容体の数が大脳皮質や海馬，脳脊髄液で低下しているという報告がなされている。一方，逆にAD患者死後脳でグルタミン酸取り込み機能の低下，脳脊髄液でグルタミン酸濃度の上昇，症状の悪化と併行して脳脊髄液のグルタミン酸濃度の上昇なども報告されている。またβアミロイドタンパクが大脳皮質培養神経細胞に対するグルタミン酸毒性を増強することも報告されている。

以上をふまえてNMDA受容体拮抗薬である塩酸メマンチンは，「AD患者におけるグルタミン酸による神経毒性をNMDA受容体の阻害作用を介して阻止し，神経細胞を保護することで，抗認知症作用を発揮する」と考えられている。

　なお，塩酸メマンチンは，同じNMDA受容体拮抗薬であるケタミンなどと異なり麻酔作用などがない。この理由は，塩酸メマンチンがNMDA受容体拮抗薬としては非競合的で受容体への親和性が中等度なので正常な伝達までは遮断しないためである。

c アルツハイマー型認知症患者の認知機能に対する効果

　McShaneら[5)]のメタ解析が塩酸メマンチンに関する検討の現在のところの総括といってよい。その概要を以下に示す。彼らは，中等度から重度のAD患者に20mg/日の投与量で24週から28週投与した3つの報告の結果を解析している。いずれの論文もMMSEが14点以下の患者を対象にしている。また，用いられている評価尺度はいずれの報告も中等度から高度ADの認知機能検査でよく使われるSIB（Severe Impairment Battery）で，その結果はプラセボに対し塩酸メマンチンが統計的に優位であった（**図2-1**）。3つの報告のうちの1つが論文化されている[9)]が，記憶，実行，言語で有意差を認めている（**表1**）。

　一方，軽度から中等度のAD患者に同量の塩酸メマンチンを24週間投与した3つの報告も解析されている。そこではADAS-cogが評価尺度として用いられており，結果は塩酸メマンチンが優位だった。ただし，個々の報告でみると，3報告中2報告で塩酸メマンチンとプラセボ間で有意差は出ておらず，より詳細な検討が必要と考えられる（**図3-1**）。唯一，有意差を示したMEM-

図 2-1 中等度から重度 AD に対する塩酸メマンチンの効果（SIB）

Study or subgroup	Mean Difference 95% CI
9605/Reisberg 2003	6.10 [2.99, 9.21]
MD-02/Tariot 2004	3.40 [1.52, 5.28]
MD-01	0.90 [-1.25, 3.05]
Total (95% CI)	2.97 [1.68, 4.26]

-10 -5 0 5 10
Favours placebo　　Favours memantine

(McShane R et al The Cochrane Database of Systematic Reviews 2009 から引用. 著者改変.)

表1 SIB 領域別変化（Baseline 〜 End Point）

	Least Squares Mean Change (± SE) From Baseline (Baseline Mean) Placebo (n=197)	Memantine (n=198)	Least Squares Mean Difference (95% CI)	P
SIB 領域				
社会的相互作用	0.005 (0.05) [5.7]	0.05 (0.05) [5.7]	0.041 (-0.2, 0.1)	0.520
記憶	-0.1 (0.20) [9.3]	0.4 (0.20) [9.4]	-0.5 (-1.0, -0.0)	0.042
見当識	-0.0 [3.2]	0.3 (0.09) [3.1]	-0.2 (-0.4, 0.0)	0.086
言語	-1.4 (0.39) [38.4]	-0.1 (0.38) [37.2]	-1.3 (-2.2, -0.3)	0.009
注意	-0.1 (0.10) [4.7]	-0.1 (0.10) [4.5]	-0.2 (-0.4, 0.0)	0.113
実行	-0.4 (0.15) [5.8]	0.1 (0.15) [5.6]	-0.6 (-0.9, -0.2)	0.003
視空間能力	-0.3 (0.13) [7.3]	-0.1 (0.12) [7.0]	-0.2 (-0.5, 0.1)	0.265
構成	-0.1 (0.07) [3.5]	-0.0 (0.07) [3.4]	-0.1 (-0.3, 0.1)	0.251
名前への志向	-0.07 (0.03) [1.9]	-0.02 (0.03) [1.9]	-0.05 (-0.1, 0.0)	0.256

(Schmitt FA et al. Alzheimer Dis Assoc Disord 20, 2006 から引用. 著者改変.)

図3-1 軽度から中等度のADに対する塩酸メマンチンの効果（ADAS-Cog）

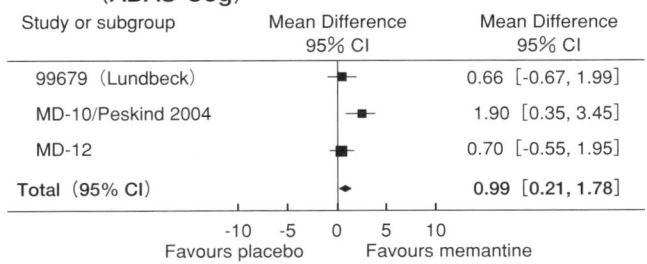

Study or subgroup	Mean Difference 95% CI	Mean Difference 95% CI
99679（Lundbeck）		0.66 [-0.67, 1.99]
MD-10/Peskind 2004		1.90 [0.35, 3.45]
MD-12		0.70 [-0.55, 1.95]
Total（95% CI）		0.99 [0.21, 1.78]

-10 -5 0 5 10
Favours placebo   Favours memantine

(McShane R et al The Cochrane Database of Systematic Reviews 2009 から引用．著者改変．)

　MD-10グループのデータは2007年に論文化されている[7]。その結果を図4に示した。経時的な検討が行われており，投与8週後からプラセボと比較し有意差を認め，それは24週目まで維持された。なおADAS-cogは，ADに対する薬物介入における認知機能評価方法としてスタンダードなものだが，軽度から中等度のレベルで使われる。

　また，上記の6つの報告をまとめ，その中で中等度から重度のAD患者を拾い上げてメタ解析するという方法でWinbladら[12]が報告している。彼らによれば6つの報告のうち1826例（塩酸メマンチン投与群：959例，プラセボ群：867例）が中等度から重度ADに該当した。彼らのいう「中等度から重度」はMMSE得点が20点未満である。その結果は，やはり塩酸メマンチンがプラセボに勝っていた。

図4 ADAS-Cog 得点の変化

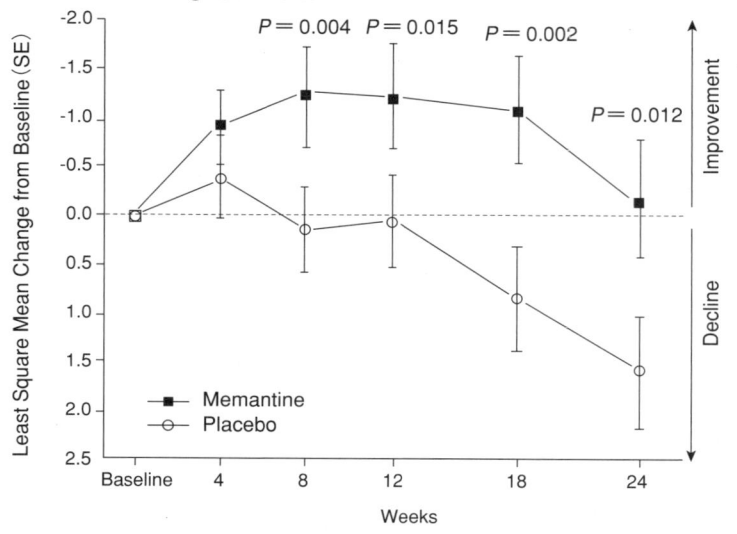

(Pomara N et al. Alzheimer Dis Assoc Disord 21, 2007 から引用. 著者改変.)

D アルツハイマー型認知症患者のBPSDに対する効果

　BPSDに対する評価は，McShaneら[5]のメタ解析で，中等度から重度のADでNPIで評価された気分と行動障害が塩酸メマンチンで有意に抑制された（図2-2）．一方，興味深いことに軽度から中等度のADではNPI得点においてプラセボと有意差を認めなかった（図3-2）．

　また，McShaneらの6報告から中等度から重度患者のみに注

図2-2 中等度から重度 AD に対する塩酸メマンチンの効果（ADCS-ADLsev19）

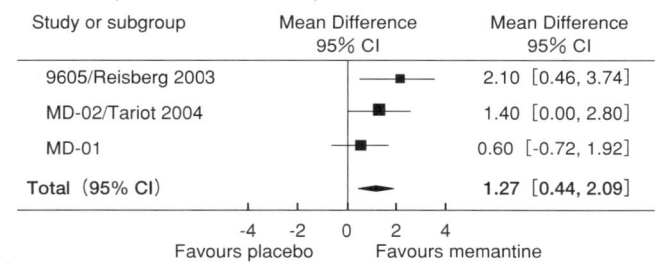

Study or subgroup	Mean Difference 95% CI	Mean Difference 95% CI
9605/Reisberg 2003		2.10 [0.46, 3.74]
MD-02/Tariot 2004		1.40 [0.00, 2.80]
MD-01		0.60 [-0.72, 1.92]
Total (95% CI)		1.27 [0.44, 2.09]

-4 -2 0 2 4
Favours placebo　Favours memantine

(McShane R et al The Cochrane Database of Systematic Reviews 2009 から引用．著者改変．)

図3-2 軽度から中等度の AD に対する塩酸メマンチンの効果（ADCS-ADL23）

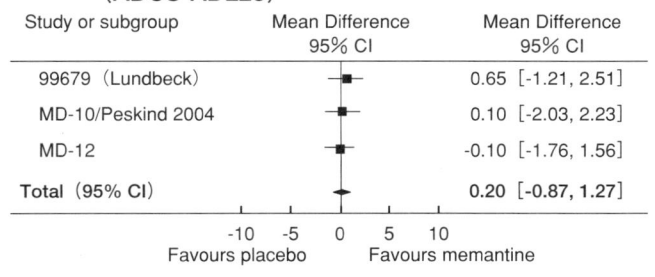

Study or subgroup	Mean Difference 95% CI	Mean Difference 95% CI
99679（Lundbeck）		0.65 [-1.21, 2.51]
MD-10/Peskind 2004		0.10 [-2.03, 2.23]
MD-12		-0.10 [-1.76, 1.56]
Total (95% CI)		0.20 [-0.87, 1.27]

-10 -5 0 5 10
Favours placebo　Favours memantine

(McShane R et al The Cochrane Database of Systematic Reviews 2009 から引用．著者改変．)

目して検討した Winblad らのメタ解析[12]では，有意に塩酸メマンチンが NPI 得点を下げていた．

BPSD に特化した報告では，Gauthier らのものがある[2]．これは Winblad らの同じく6つの報告の中から MMSE＜20点のものを中等度から重度と定義して，拾い上げた例を統合したデータ解

析である。彼らによれば投与12週間後にプラセボに比較してメマンチン投与群で有意に改善したのは，妄想，幻覚，焦燥/攻撃性であった。さらに，24週間後の時点では，妄想，焦燥/攻撃性，易刺激性/不安定性で有意に改善もしくは悪化が制止されていた（**図5**）。ドネペジル塩酸塩などで副作用としてしばしばみられる焦燥や攻撃性が改善もしくは悪化を制止する点が特徴と考えられた。

E アルツハイマー型認知症患者のADLに対する効果

McShaneらのメタ解析[5]で，中等度から重度のADを対象にした場合，ADCS-ADLsev19で評価されたADLが，塩酸メマンチンにより有意に改善していた（**図2-3**）。より具体的にADLの項目を報告しているDoodyら[1]の結果を紹介すると以下の通りである。

ADCS-ADLsev19の19項目すべてにおいてメマンチンはプラセボより良好な得点を示し，特に「会話や世間話に注目」，「食器の片付け」，「生ゴミやゴミくずの片付け」の3項目で有意であった。また，「電話利用」，「屋外を移動」の2項目で有意な傾向（$p < 0.1$）が認められた。一方，軽度から中等度のADではADCS-ADL23で評価されたADLはプラセボと有意差を認めなかった（**図3-3**）。

McShaneらの6報告から中等度から重度患者のみを選択して検討したWinblad[12]らのメタ解析でも，塩酸メマンチンは有意にADLを改善していた。

図5 NPI領域別変化

投与12週間後

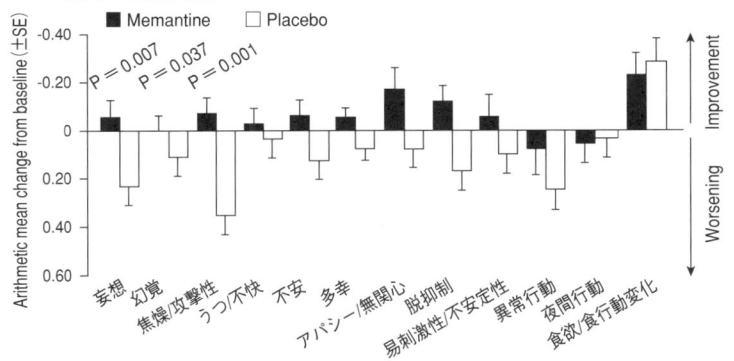

投与24/28週間後

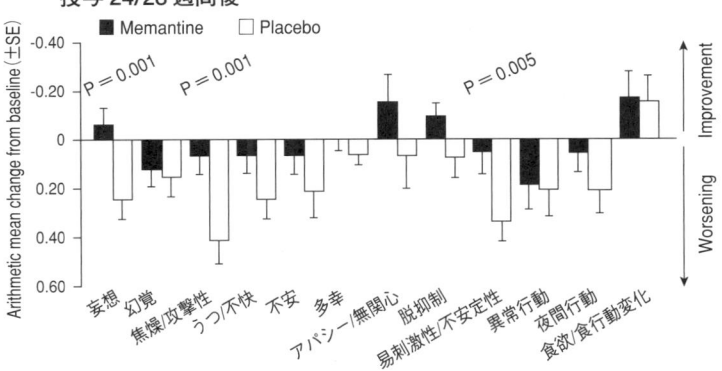

(Gauthier S et al. Int J Geritr Psychiatry 23, 2008 から引用. 著者改変.)

図2-3 中等度から重度ADに対する塩酸メマンチンの効果(NPI)

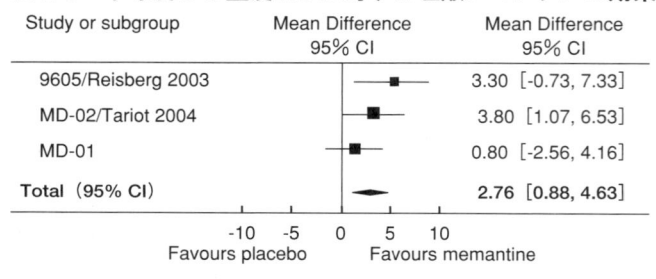

Study or subgroup	Mean Difference 95% CI	Mean Difference 95% CI
9605/Reisberg 2003		3.30 [-0.73, 7.33]
MD-02/Tariot 2004		3.80 [1.07, 6.53]
MD-01		0.80 [-2.56, 4.16]
Total (95% CI)		2.76 [0.88, 4.63]

-10 -5 0 5 10
Favours placebo　Favours memantine

(McShane R et al The Cochrane Database of Systematic Reviews 2009 から引用.著者改変.)

図3-3 軽度から中等度のADに対する塩酸メマンチンの効果(NPI)

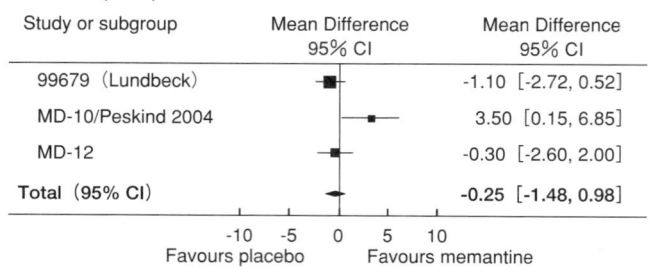

Study or subgroup	Mean Difference 95% CI	Mean Difference 95% CI
99679 (Lundbeck)		-1.10 [-2.72, 0.52]
MD-10/Peskind 2004		3.50 [0.15, 6.85]
MD-12		-0.30 [-2.60, 2.00]
Total (95% CI)		-0.25 [-1.48, 0.98]

-10 -5 0 5 10
Favours placebo　Favours memantine

(McShane R et al The Cochrane Database of Systematic Reviews 2009 から引用.著者改変.)

F　アルツハイマー型認知症患者のその他の面に対する効果

Lopezら[4)]は介護施設入所までの期間と死亡するまでの期間

に対する塩酸メマンチンの影響を6年間にわたり長期に検討した。その結果，ChE阻害薬の投与を受けなかった患者と比べてChE阻害薬投与患者は介護施設への入所が有意に遅延した。さらに，この効果はメマンチンの併用により有意に増強された。しかしながら，死亡するまでの期間と治療薬使用との間には関連性は認められなかったという。

McShaneら[5)]のメタ解析では塩酸メマンチンの介護に対する影響について検討している。それによれば，中等度から重度のADへの塩酸メマンチン投与群では，介護総量や月当たりの見守り時間が短縮された。さらに，直接的な医療費はメマンチン投与群の方が上回ったものの，介護者にかかる総コストや社会的費用の総額はメマンチン投与群の方がプラセボ群よりも有意に低かった。

一方，軽度か中等度のADにおいては同様の検討は行われていない。また，当事者や介護者のQOLや，長期にわたる投与で認知機能やADLなどにどのような影響を与えるかについての検討などは今後の課題として残されている。

G アセチルコリンエステラーゼ阻害薬との併用について

この点についてはMEM-MD-02研究グループが積極的に結果を報告している。まず，Tariotら[10)]は，半年はドネペジル塩酸塩を5～10mg/日投薬されていた404例を2群に分け，201例をプラセボ，203例を塩酸メマンチン20mg/日追加群として，24週間介入の結果を報告している。それによれば，SIB，ADCS-ADL19ともに24週後に塩酸メマンチンが有意な効果をもたらし，特に認知機能については改善していた。認知機能については投与8週間後から，ADLは投与4週間後にはプラセボ群すなわ

ちドネペジル塩酸塩単剤との間で有意差が生じている。つまり、ドネペジル塩酸塩＋塩酸メマンチンは投与4〜8週間後には効果を発現することが分かる。また、BPSDについても、NPIで、焦燥/攻撃性、易刺激性/不安定性、食欲/食事変化で、塩酸メマンチン追加群が有意差をもって優れているばかりでなく症状を改善していた。これらの効果は投与12週間後には出現していた。

以上、ドネペジル塩酸塩単剤に比べ塩酸メマンチンを追加したほうが、認知機能、ADL、BPSDいずれの点でも有益であるという結果が示されている。特に認知機能とBPSDについては、悪化を阻止しているばかりか改善している点が注目に値する。

H 副作用

NMDA受容体拮抗薬は、いくつかの副作用が知られているが、さほど重篤なものではない。多いとされるものに便秘、浮動性めまいに加え、頭痛や体重減少が挙げられる。Jones[3]が塩酸メマンチンの副作用についてレビューを報告しているが、それによれば10％を超える頻度で生じる副作用はない。1〜10％程度では便秘、めまい、頭痛、高血圧、傾眠があるとされる。これはReisbergら[8]やTariotら[10]の臨床研究でも同様の傾向であり、際立って特徴的で臨床上危険な副作用は認めていない。ただし、どのような副作用が出現しやすいかは、今後広く使用される中でさらなる検討が必要だろう。

なお副作用が出現した際には、減量、休薬、中止などの対処法を臨床的な総合判断で検討することが必要である。休薬については、塩酸メマンチンの半減期は高齢者で75時間と長いことから、薬理動態的には1〜2週間程度の休薬ではまだ血液中に薬剤が残存している可能性がある。したがって、2週間以上休薬してしま

うと塩酸メマンチンによる症状の改善や悪化阻止の効果が失われる危険性があることを念頭におく必要がある。さらに1〜2週間の休薬ならば以前の用量で開始しても問題ないが、それを超える場合は漸増することが望ましいと考えられる。ただし、この点についてはまだ明確な基準はなく、今後の臨床経験の蓄積や検討が必要である。

I 経験しやすい問題点・注意点

1. ChE阻害薬から塩酸メマンチンの切り替えはどのようにすればよいか

そもそもChE阻害薬から切り替えることは、原則として行うべきではなかろう。その理由として、第一にChE阻害薬の中止によって認知機能をはじめとする症状の悪化が生じる可能性があるからである。第二にChE阻害薬と塩酸メマンチンの併用はより効果的とされるからである。ただし、ChE阻害薬では効果を認めなかった場合やむしろ悪化した場合や明らかにChE阻害薬が原因と考えられる副作用が生じた場合は、切り替えもやむをえないと考えられる。

切り替え方法についてはWaldemarら[1]が検討を行っている。まず半年以上ドネペジル塩酸塩を投与した後に、1つは即中断して塩酸メマンチンに切り替える方法で、もう1つはドネペジル塩酸塩をたとえば2週間かけて10mg/日から5mg/日に漸減する方法である。どちらの方法においても塩酸メマンチンは漸増されている。そして両方法の有害事象の出現率を比較した結果、わずかに中断群のほうでめまいや不安感などの副作用が多かったが、総

じて両方法ともに安全性が高いと結論されている。

今のところ、どちらの方法が適当とは断定できず、より多数例での検討の蓄積が望まれる。ただし特に留意すべき点は、副作用の出現を避けるために塩酸メマンチンを漸増することである。

2. 高度AD患者におけるドネペジル塩酸塩服用中止の目安

McShaneら[5]が指摘しているが、重度認知症患者への治療は倫理的問題をはらむ。既存の認知症治療薬が末期のADの進行速度を抑制できるか否か、いまだ議論のあるところである。また理論的には、ADによる介護負担が軽減されないままに、塩酸メマンチンが病状の進行を抑え、介護を要する期間を引き延ばすこともありうる。したがって、寝たきり状態や摂食困難、言語による意思疎通が図れないほど重症のAD患者への投与は、介護者への十分なインフォームド・コンセントが必要であろう。この点については、倫理的問題、臨床的問題ともにまだ十分な検討はなされておらず、今後の検討課題である。

3. 塩酸メマンチンの効果は服用後どの時点で判定すればよいか

中等度から重度のAD患者を対象とした臨床研究では、投与開始4週間後、もしくは4から8週間後には認知機能の改善が認められていたという報告[9,10]がなされている。したがって、現在のところは、塩酸メマンチンの効果を12週間（8～12）投与後の時点で判定するのが妥当と考えられる。

ただし、これまでの検討を概観すると、塩酸メマンチンの特徴は穏やかに効果が発現して比較的長期に効果が続くと考えられ、長く使用することでその効果を実感できるのかもしれない。現時点で、「いつまで」という明確な基準はなく、今後のさらなる検討が必要ではあるが、なるべく長期に用いて効果を検討すること

が望ましい。

参考文献

1) Doody R, Wirth Y, Schmitt F, et al.: Specific functional effects of memantine treatment in patients with moderate to severe Alzheimer's disease. Dement Geriatr Cogn Disord. 2004 ; 18 : 227-232.
2) Gauthier S, Loft H, Cummings J : Improvement in behavioral symptoms in patients with moderate to severe Alzheimer's disease by memantine : a pooled data analysis. Int J Geriat Psychiatry. 2008 ; 23 : 537-545.
3) Jones RW : A review comparing the safety and tolerability of memantine with the acetylcholinesterase inhibitors. Int J Geriatr Psychiatry. 2010 ; 24 : 547-553.
4) Lopez OL, Becker JT, Wahed AS, et al.: Long-term effects of the concomitant use of memantine with cholinesterase inhibition in Alzheimer disease. J Neurol Neurosurg Psychiatry. 2009 ; 80 : 600-607.
5) McShane R, et al.: Memantine for dementia (Review) The Cochrane Database of Systematic Reviews. 2009 ; Issue 1.
6) Parsons CG, Danysz W, Quack G : Memantine is a clinically well tolerated N-methyl-D-asparate (NMDA) receptor antagonist — a review of preclinical data. Neuropharmacology. 1999 ; 38 : 735-767.
7) Pomara N, Ott BR, Peskind E, et al : Memantine Treatment of Cognitive Symptoms in Mild to Moderate Alzheimer Disease : Secondary Analyses From a Placebo-Controlled Randmized Trial. Alzheimer Dis Assoc Disord. 2007 ; 21 : 60-64.
8) Reisberg B, Doody R, Stöffler A, et al.: Memantine in moderate-to-severe Alzheimer's disease. NEJM. 2003 ; 348 : 1333-1341.
9) Schmitt FA, van Dyck CH, Wichems CH, et al.: Cognitive response to memantine in moderate to severe Alzheimer's disease patients already receiving donepezil. An exploratory reanalysis. Alzhemier Dis Assoc Disord. 2006 ; 20 : 255-262.
10) Tariot PN, Farlow MR, Grossberg GT, et al.: Memantine treatment in patients with moderate to sever Alzheimer disease already receiving donepezil. JAMA. 2004 ; 291 : 317-324.
11) Waldemar G, Hyvärinen M, Josiassen MK, et al.: Tolerability of switching from donepezil to memantine treatment in patients with moderate to

severe Alzheimer's disease. Int J Geriat Psychiatry. 2008 ; 23 : 979-981.
12) Winblad B, Jones RW, Wirth Y, et al. : Memantine in Moderate to Severe Alzheimer's Disease : a Meta-Analysis of Randomized Clinical Trials. Dment Geriat Cogn Disord. 2007 ; 24 : 20-27.

〔佐藤晋爾〕

V 漢方薬

Essence

　認知症に対する漢方薬は，主としてその中核症状とされる認知機能障害と様々な行動心理症状（BPSD）に対して用いられる。これらの症状に対する有効性のエビデンスが蓄積され，その有効性が広く認められてきている。各種漢方薬のうち，とくに抑肝散，釣藤散，八味丸（八味地黄丸），当帰芍薬散についてはある程度のエビデンスが存在する。

　岩崎ら[1]によれば，抑肝散投与群により，BPSDのなかでも幻覚，興奮／攻撃性，焦燥／被刺激性，異常行動，睡眠障害の項目で開始時と比較して有意な改善が認められた。また，水上ら[3]はクロスオーバー法で抑肝散の効果を検討し，妄想，幻覚，興奮／攻撃性，うつ，不安，焦燥感／易刺激性の各項目で抑肝散投与による改善が認められた。

　寺澤ら[4]は，血管性認知症に対する釣藤散の効果を，検討している。全般改善度，有用度，自覚症状，精神症候，日常生活動作において，実薬群ではプラセボ群より有意に改善していた。

　岩崎ら[5]は，八味丸の効用を検証した。実薬群ではMini-Mental State Examination（MMSE），Barthel Index，pulsatility indexにおいて，いずれも有意な改善がみられた。

　稲永ら[8]は当帰芍薬散の臨床効果を検証するオープン試験を行った。最終全般改善度，全般有用度，概括安全度とも良好な結果であった。認知症行動評価尺度（GBSスケール）による重症度は，知的機能全般重症度，感情機能全般重症度，睡眠障害全般，精神症状全般が有意に改善した。とりわけ睡眠障害，幻覚，妄想，

夜間せん妄の改善が優れていた。

A 認知症に対する漢方薬治療の背景

　アルツハイマー型認知症の中核症状に対する薬物療法としては，コリンエステラーゼ（ChE）阻害薬が第一選択薬として定着している。一方，BPSDに対して薬物療法を必要とする場合は，抗精神病薬などの適応外使用を行わざるを得ないこともあるが，錐体外路症状をはじめとしたさまざまな有害作用が問題となる。2005年米国食品医薬品局（FDA）による非定型抗精神病薬投与への警告（表1）が発せられてからは，BPSDへの抗精神病薬の適応外使用に対して特に注意が求められるようになった。

表1　非定型抗精神病薬に関する米国食品医薬品局（FDA）の警告
FDAの警告（2005年4月11日付）

> 要約
> ◎認知症高齢患者の行動心理症状（BPSD）に対する薬物治療における非定型抗精神病薬の適応外使用に関しての警告である。
> ◎認知症高齢患者のBPSDを対象とした，非定型抗精神病薬（リスペリドン，オランザピン，クエチアピン，アリピプラゾール）投与に関するプラセボ対照比較試験17件（5,106例）を解析した。
> ◎その結果，非定型抗精神病薬使用による死亡率はプラセボと比較して約1.6〜1.7倍高かった。
> ◎主たる死因は心臓疾患（心不全，突然死等），感染症（肺炎）等であった。
> ◎この結果，FDAは認知症高齢患者に非定型抗精神病薬を使用した場合，死亡率が高くなる危険性，および，認知症高齢患者のBPSDに対してこれらの薬剤が適応外であることを，非定型抗精神病薬の添付文書に警告として記載するよう要請した。

一方，2005年に岩崎ら[1]により抑肝散のエビデンスが示され，認知症のとりわけBPSDに対する漢方薬治療が急速に脚光を浴びるようになった。FDAの警告以来，認知症に対する漢方薬を用いた代替治療への期待が強まり，抑肝散の普及とともに，漢方薬あるいは漢方医学そのものが精神医療に浸透する追い風となった。現在，漢方薬による認知症治療は，主としてBPSDへの効果を標的としているが，以前は中核症状への有効性も模索されていた。

　残念ながら，漢方薬のランダム化比較試験（RCT）は，生薬が持つ独特な香りや味のためにプラセボを作成することに難があるなど，デザインも実施も容易ではない。そのため，現時点ではごく限定的なエビデンスしか得られていないのが実情である。さらには，RCTが数多く行われているわけではないため，メタ解析の報告に至っては皆無である。

　そこで本稿では，よくデザインされて実施されたRCTを中心に，エビデンス・レベルが高い論文を紹介するとともに，エビデンスとしては記されていない実際の漢方薬投与法や注意点を補記する。本稿における対象方剤の選択は，保険診療での一般臨床を想定し，医療用エキス製剤が発売されており一般医にも頻用されている方剤に限った。

B BPSDに対する抑肝散の効果

　岩崎ら[1]は，BPSDに対する抑肝散の効果を検証した。抑肝散投与群において，投与開始時と比較して，BPSDのなかでも幻覚，興奮／攻撃性，焦燥／被刺激性，異常行動，睡眠障害の項目で有意な改善が認められた。

1. 背景

抑肝散は，明代の『保嬰撮要』が原典で，元来は小児の熱性けいれん，てんかん，夜驚症，不眠症などに用いられてきた方剤である。構成生薬は，釣藤鈎，柴胡，朮，茯苓，当帰，川芎，甘草の7つである。田原らは，2003年に抑肝散をBPSDに対して応用して症状を改善させたケース・シリーズを報告している[2]。この臨床報告が契機となり，岩崎ら[1]のグループによって，抑肝散のトライアルがデザインされた。

2. 対象

アルツハイマー型認知症，血管性認知症，レビー小体型認知症のそれぞれの患者で，MMSE 24点未満，Neuropsychiatric Inventory（NPI）総計が6点より高値を示した60名が対象とされた（**表2**）。観察期間中に，2名が感染症合併のため，5名が抗精神病薬の投与を必要としたため，1名が薬剤性せん妄を合併したため脱落し，52名が解析対象となった。

3. 方法

抑肝散投与群27名には，ツムラ抑肝散エキス7.5g（毎食前・分3）が4週間投与された。コントロール群25名は，非投薬下で4週間経過観察された。BPSDはNPIにより，認知機能はMMSEにより，日常生活動作はBarthel Indexにより，試験開始時と4週経過時に評価がなされた。

4. 結果

MMSEにおいては，両群間で有意な変化が認められなかった。抑肝散投与群においては，試験開始時と比較してBarthel Indexは56.4 ± 34.2から62.9 ± 35.2，NPI総計は37.9 ± 16.1から

表2　対象集団の特徴

	抑肝散群	コントロール群
性別（男性/女性）	13/14	11/14
年齢（歳；平均±標準偏差）	77.0±9.6	84.0±6.7
診断別の症例数		
AD	14	16
VD	6	3
AD with CVD	1	2
DLB	6	4
罹病期間（月；平均±標準偏差）	67.0±6.3	66.0±9.1
評価尺度（平均±標準偏差）		
NPI	37.9±16.1	33.6±20.1
MMSE	13.2±8.5	11.3±9.6
Barthel Index	56.4±34.2	55.4±31.0

AD＝アルツハイマー型認知症
VD＝血管性認知症
AD with CVD＝脳血管障害を伴うアルツハイマー型認知症
DLB＝レビー小体型認知症
NPI＝Neuropsychiatric Inventory
MMSE＝Mini-Mental State Examination

(Iwasaki K, et al.：J Clin Psychiatry. 2005；66：248-252.[1]）より引用．著者改編）

19.5±15.6へと有意な改善が認められた（**表3**）。NPIのサブスケールでは，抑肝散投与群において，幻覚，興奮／攻撃性，焦燥／被刺激性，異常行動，睡眠障害の項目で開始時と比較して有意な改善が認められた。コントロール群ではBPSDの悪化に伴って11名でチアプリドの追加投与を要したが，抑肝散投与群でチアプリドの追加投与を要した患者はなかった。

表3 抑肝散の治療効果

	抑肝散群 治療前	抑肝散群 治療後	コントロール群 治療前	コントロール群 治療後
MMSE	13.2±8.5	11.7±7.6	11.3±9.6	12.0±6.9
NPI	37.9±16.1	19.5±15.6*	33.6±20.1	31.0±20.8
Barthel Index	56.4±34.2	62.9±35.2†	55.4±31.0	51.7±32.6

$*p < 0.001$, $†p < 0.05$
MMSE ＝ Mini-Mental State Examination, NPI ＝ Neuropsychiatric Inventory

(Iwasaki K, et al.：J Clin Psychiatry. 2005；66：248-252.[1] より引用. 著者改編)

5. まとめ

　本論文は，精神科領域における初めてのよくデザインされた漢方薬のトライアルとして注目された。プラセボを置くことができなかったことは悔やまれるが，漢方薬のプラセボ作成の困難さを考えればやむを得ない。後述する水上らの報告により，本論文の妥当性が支持された。問題点としては，認知症という多彩な疾患により構成される集団を一括して対象としており，病型別の検討はなされていないことが挙げられる。特に血管性認知症においては，MMSEを評価尺度とすることの適切性も問われ，これは今後の追試における課題となるであろう。このようにいくつかの問題点はあるが，本論文はこの分野のパイオニア的研究である。また，認知症分野に限らず，漢方薬のエビデンスを構築する試みとしてもパイオニア的研究に相違ない。

6. 臨床上の注意点

　抑肝散は甘草含有方剤であるため，甘草による副作用としての偽アルドステロン症の出現に注意しなければならない。甘草による偽アルドステロン症の発症メカニズムの詳細は不明であるが，

グリチルリチンの腸肝循環による濃縮が影響すると推測されている。そのため投与直後よりも，投与後2～3週間程度経過してからの方が副作用が出現しやすい。症候としては，浮腫，低カリウム血症，血圧上昇などがあり，浮腫のみが出現して血清カリウム値の低下を伴わない症例も多々あることに留意する必要がある。

一般に高齢者では低カリウム血症の出現頻度は高いと言われており，用量が多いと発症リスクが上がることも考えられるため，ツムラ抑肝散エキスを用いる場合に，一律に7.5g（分3）で投与するのではなく，患者により，あるいは病状により5g（分2）や2.5g（1日1回投与）での少量投与も考慮すべきである。その他，当帰，川芎などの生薬に起因する胃粘膜障害にも注意を払うべきであろう。

C アルツハイマー型認知症・レビー小体型認知症における抑肝散の効果

水上ら[3]による混合型を含むアルツハイマー型認知症ならびにレビー小体型認知症と診断された106名（55～85歳）を対象とした多施設共同ランダム化試験である。妄想，幻覚，興奮／攻撃性，うつ，不安，焦燥感／易刺激性の各項目で抑肝散投与により改善が認められた。

1. 背景

岩崎ら[1]の報告以来，抑肝散のBPSDへの効果が臨床現場で注目されるようになったため，さらなる科学的検証が求められるようになった。本研究は，そのようなニーズに応えるべくして企画された，クロスオーバー多施設共同ランダム化比較試験である。

2. 対象

　混合型を含むアルツハイマー型認知症ならびにレビー小体型認知症と診断された106名（55〜85歳）が対象とされた（**表4**）。対象者の内訳は，外来患者59名（男性20名，女性39名，平均年齢78.7±5.4歳），入院患者47名（男性19名，女性28名，平均年齢78.5±6.7歳）である。

3. 方法

　A群54名は，最初の4週間ツムラ抑肝散エキス7.5g（分3）を内服し，wash-out期間なしに引き続き4週間非投与で経過観察とされた。B群52名は，最初の4週間非投与で経過観察され，引き続き4週間ツムラ抑肝散エキス7.5g（分3）を内服した。BPSDはNPIにより，認知機能はMMSEにより評価された。日常生活動作の評価には，外来患者に対してはInstrumental Activities of Daily Living（IADL）が，入院患者に対してはBarthel Indexが用いられた。これらの評価は開始時，4週後，8週後に実施された。

4. 結果

　両群ともNPIの総計は抑肝散投与開始時と比較して，4週後に有意な改善が認められた（**表5**）。しかし，抑肝散非内服時には両群とも変化が認められなかった。また，NPIのサブスケールでは，A群においては妄想，幻覚，興奮／攻撃性，焦燥感／易刺激性の各項目で抑肝散投与により改善が認められ，B群においては興奮／攻撃性，うつ，不安，焦燥感／易刺激性の各項目で抑肝散投与により改善が認められた（**表6**）。

　6名の対象者において副作用が出現した。内3名は嘔吐，下痢，嘔気，心窩部痛などの消化器症状で，抑肝散の投与を中止したと

表4 対象集団の特徴

	外来患者			入院患者		
	A群 n=29	B群 n=30	合計 n=59	A群 n=25	B群 n=22	合計 n=47
年齢（歳；平均±標準偏差）	80.6±3.9	76.9±6.1	78.7±5.4	78.9±6.9	78.0±6.7	78.5±6.7
性別（男性/女性）	13/16	7/23	20/39	8/17	11/11	19/28
診断						
アルツハイマー型認知症	21 (72.4%)	25 (83.3%)	46 (78.0%)	15 (60.0%)	17 (77.3%)	32 (68.1%)
混合型認知症	1 (3.4%)	1 (3.3%)	2 (3.4%)	8 (32.0%)	3 (13.6%)	11 (23.4%)
レビー小体型認知症	7 (24.1%)	4 (13.3%)	11 (18.6%)	2 (8.0%)	2 (9.1%)	4 (8.5%)
開始時得点（平均±標準偏差）						
NPI	25.5±12.0	28.6±13.3	27.1±12.7	22.1±13.2	26.4±16.3	24.2±14.8
MMSE	17.4±6.3	14.9±5.6	16.1±6.0	9.8±6.9	9.4±6.7	9.6±6.8

NPI = Neuropsychiatric Inventory, MMSE = Mini-Mental State Examination

(Mizukami K, et al.: Int J Neuropsychopharmacol. 2009；12：121-193[3]）より引用，著者改編）

表5 抑肝散投与による各パラメーターの変化 (Mizukami K, et al. 2009[3] より引用、著者改編)

	A群：抑肝散投与⇒無投薬経過観察				B群：無投薬経過観察⇒抑肝散投与				両群の比較 (p値)	
	n	平均	標準偏差	p値	n	平均	標準偏差	p値	4週後─開始時	8週後─4週後
NPI (全体)										
開始時	53	24.0	12.6		50	27.9	14.6			
4週後	48	19.7	14.7	0.002	50	28.6	20.8	0.414	0.040	
8週後	45	18.9	11.6	0.807	45	23.5	20.0	0.007		0.048
NPI (AD + MD)										
開始時	44	23.4	13.3		44	26.7	14.6			
4週後	39	20.3	16.2	0.032	44	28.3	21.6	0.723	0.076	
8週後	37	18.9	12.6	0.574	41	24.0	20.9	0.028		0.154
NPI (DLB)										
開始時	9	26.7	8.3		6	36.8	12.5			
4週後	9	16.8	4.1	0.023	6	30.7	15.0	0.344	0.479	
8週後	8	18.8	6.2	0.563	4	18.3	5.7	0.250		0.114
MMSE										
開始時	51	13.8	7.6		48	12.6	6.7			
4週後	48	13.7	8.0	0.821	50	13.2	7.6	0.112	0.112	
8週後	43	13.4	7.8	0.671	43	14.5	8.1	0.056		0.104
Barthel Index										
開始時	24	52.3	30.3		22	47.0	30.8			
4週後	22	57.7	29.2	0.242	21	46.7	32.0	0.430	0.961	
8週後	21	54.5	28.4	0.047	18	46.4	33.9	0.121		0.770
IADL (男性)										
開始時	13	2.9	1.6		6	1.7	1.5			
4週後	12	2.9	1.2	0.672	6	1.7	1.5	n.a.	0.799	
8週後	12	2.8	1.0	1.000	6	1.8	1.5	1.000		0.571
IADL (女性)										
開始時	15	4.2	1.9		22	4.7	1.9			
4週後	14	4.4	1.8	0.984	22	4.5	1.9	0.516	.0533	
8週後	12	4.4	1.7	0.672	22	4.6	1.9	0.781		0.551

NPI = Neuropsychiatric Inventory，MMSE = Mini-Mental State Examination，IADL = Instrumental Activities of Daily Living
AD = Alzheimer's Disease，Mixed = Mixed Dementia，DLB = Dementia with Lewy Bodies

表6 抑肝散投与によるNPIサブスケールスコアの変化

	\multicolumn{4}{c	}{A群：抑肝散投与⇒無投薬経過観察}	\multicolumn{4}{c}{B群：無投薬経過観察⇒抑肝散投与}
	n	平均	標準偏差	p値	n	平均	標準偏差	p値
妄想								
開始時	26	5.0	3.1		27	6.3	3.6	
4週後	24	2.0	2.5	0.001	26	5.9	4.7	0.336
8週後	22	2.0	2.2	0.920	25	5.0	4.2	0.165
幻覚								
開始時	15	4.1	1.8		15	5.9	4.1	
4週後	14	2.1	2.3	0.004	15	4.8	4.6	0.313
8週後	12	2.0	2.4	1.000	13	3.6	4.0	0.063
興奮/攻撃性								
開始時	34	5.3	2.9		36	5.6	3.2	
4週後	31	3.3	3.2	<0.001	35	5.1	3.7	0.087
8週後	30	3.2	3.2	0.871	32	3.7	3.2	0.003
うつ								
開始時	16	3.4	2.7		22	4.7	3.2	
4週後	14	2.0	2.5	0.149	22	5.1	4.1	0.481
8週後	12	1.5	1.2	0.813	21	3.5	3.0	0.012
不安								
開始時	22	5.8	3.3		28	4.4	2.8	
4週後	20	4.0	2.9	0.073	27	4.0	3.9	0.673
8週後	18	3.0	3.1	0.406	24	3.2	3.4	0.039
多幸								
開始時	5	3.4	2.7		12	2.6	1.8	
4週後	5	3.4	3.0	1.000	11	2.7	3.6	0.938
8週後	3	4.7	3.1	n.a.	9	3.4	4.3	1.000
無力感								
開始時	31	6.6	2.8		32	6.8	3.1	
4週後	29	5.9	3.5	0.203	31	6.2	3.6	0.296
8週後	29	5.1	3.4	0.076	29	4.8	3.5	0.065
脱抑制								
開始時	15	6.2	3.4		22	4.6	3.6	
4週後	14	5.5	4.3	0.156	20	4.4	4.5	0.740
8週後	13	3.2	3.2	0.094	16	2.8	3.9	0.063
焦燥感/易刺激性								
開始時	29	5.6	2.9		32	5.8	3.6	
4週後	27	3.9	3.9	0.004	31	5.6	3.3	0.692
8週後	26	3.2	3.2	0.735	27	4.3	3.2	0.022
異常行動								
開始時	31	7.7	3.4		31	7.0	3.5	
4週後	29	7.2	3.8	0.737	29	6.4	4.4	0.385
8週後	28	6.0	4.2	0.016	25	5.8	4.3	0.683

(Mizukami K, et al, 2009[3])より引用，著者改編)

ころ，速やかに症状は消失した。2名で低カリウム血症が認められ，そのうち1名は過鎮静を呈した。2名とも抑肝散の投与を中止したところ，血清カリウム値が正常値に回復した。さらに1名では下腿浮腫が認められたが，錐体外路症状や幻覚などの重篤な副作用は認められなかった。

5. まとめ

本研究は，前項の岩崎らの追試である。総合病院精神科だけではなく単科精神科病院も含めて対象者を幅広く募り，より客観性のある試験が遂行されている。また，本研究では，クロスオーバー法が用いられたが，A群においては，抑肝散投与中止後もBPSDの改善効果が持続して認められた。その理由としては，抑肝散の中枢神経作用自体が持続したということも考えられなくはない。しかし，抑肝散の内服によりBPSDが改善されたことを契機に，介護者の対応に変化が現れ，介護者との家族関係に何らかの改善がみられたことが，BPSDに影響した可能性を推測すべきであろう。今後の課題としては，病型ごとの効果の違いを明らかにしていくことや，有効例ないしは無効例の予測因子を割り出していくことが挙げられる。

6. 臨床上の注意点

抑肝散による副作用への注意については，前項で述べた通りである。本研究の結果から考察すれば，抑肝散投与中止後もBPSDへの改善効果が速やかに消失することはなく，効果が持続する可能性がある。したがって，漢方薬といえども漫然投与は避け，病状の改善を見届けながら加減して投与したり，漸減中止としたりすることも検討すべきである。

D 血管性認知症における釣藤散の効果

寺澤ら[4]は，血管性認知症に対する釣藤散の効果を，多施設共同プラセボ対照二重盲検ランダム化比較試験を実施して検討している。全般改善度，有用度，自覚症状，精神症候，日常生活動作において，実薬群ではプラセボ群より有意に改善していた。

1. 背景

釣藤散は，釣藤鈎，石膏，陳皮，半夏，麦門冬，茯苓，人参，菊花，防風，甘草，生姜からなる方剤である。従来より，脳血管障害，高血圧症，慢性頭痛などに対して用いられてきた。寺澤らは，血管性認知症に対する釣藤散の効果を，多施設共同プラセボ対照二重盲検ランダム化比較試験を実施して検討した[4]。

2. 対象

DSM-III-Rによる認知症の診断基準に合致し，かつCarlo Loeb修正虚血点数5点以上で血管性認知症と診断され，全身状態が安定し，本人または家族の同意が得られた139名（男50名，女89名，平均年齢76.6歳）が対象とされた。

3. 方法

実薬群69名（男28名，女41名）に対しては，ツムラ釣藤散エキス7.5g（毎食後・分3）が12週間にわたり投与された。プラセボ群70名（男22名，女48名）に対しては，同量のプラセボ（毎食後・分3）が同じく12週間投与された。なお，プラセボは，ラクトース，デキストリン，マルトース，セルロースなどの成分から成り，事前に色調や味などを試験し，実薬と識別できない製剤をツムラが作成した。両群は，それぞれ4週毎に自覚症

状, 神経症候, 精神症候, 日常生活動作障害の重症度および改善度, 改訂版長谷川式簡易知能評価スケール (HDS-R) により評価され, 12週後には, 全般安全度, 有用度も評価された。

4. 結果

全般改善度 (8週 $p < 0.01$, 12週 $p < 0.001$), 有用度 (12週 $p < 0.001$), 自覚症状 (8週 $p < 0.05$, 12週 $p < 0.01$), 精神症候 (4週 $p < 0.05$, 8週 $p < 0.001$, 12週 $p < 0.001$), 日常生活動作 (12週 $p < 0.05$) において, 実薬群ではプラセボ群より有意に改善していた。神経症候については, 両群間に有意差が認められなかった。それぞれの症状では, 会話の自発, 表情の乏しさ, 計算力の低下, 知力全般, 夜間せん妄, 睡眠障害, 幻覚もしくは妄想に対して, 実薬群ではプラセボ群より有意に改善していた。HDS-Rは実薬群において高得点の傾向がみられたが, 両群間に有意差は認められなかった。

5. まとめ

よくデザインされたRCTにより, 血管性認知症に対する釣藤散の効果が示された。ただし, アルツハイマー型認知症では病状経過が比較的類似しているのに対して, 血管性認知症では病巣部位によって現れる症候に大きな差異があるため, 今後は血管性認知症の各亜型による効果の違いも検討していく必要がある。また, HDS-RやMMSEは, あくまでもアルツハイマー型認知症のように記銘力障害が主体となりつつ進行する認知症のスクリーニングに適したツールであり, 血管性認知症における認知障害の経過を追うのに適したツールではないだけに, 認知機能の評価方法の工夫に課題が残る。

6. 臨床上の注意点

　釣藤散は石膏含有方剤であるため，寒涼性であり，徐々に冷えを強めるおそれがある．したがって，冷え症の患者への投与には注意しなければならない．また，長期投与で冷えを生じる可能性があるため，自覚的な冷えの問診，重ね着の程度や暖房器具や電気毛布の使用状況の把握，触診による四肢末梢の冷えや腹部の冷えの病態把握，可能であれば漢方医学的脈診による冷えの病態把握が経時的になされるべきである．また，甘草含有方剤であるため，抑肝散と同様に偽アルドステロン症の発現にも注意を払うべきである．

E 認知症における八味丸の効果

　岩崎らは，八味丸の効用を検証するために，軽度から重度までの認知症患者を対象として試験を実施した．実薬群ではMMSE，Barthel Index，pulsatility indexが，いずれも有意に改善した．

1. 背景

　八味丸（八味地黄丸）は，地黄，山茱萸，山薬，沢瀉，茯苓，牡丹皮，桂皮，附子の八味から成る丸薬である．煎剤として作られたエキス剤も多いが，伝統的な製法で作られた丸薬がウチダ八味丸Mとして薬価収載されている．八味丸は，漢方薬としてももともとアンチ・エイジングの薬であり，認知症に用いられても不思議はない薬物であるため，臨床現場ではしばしば投与されてきた．岩崎ら[5]は，ランダム化プラセボ対照二重盲検比較試験により，改めて八味丸の効用を検証した．

2. 対象

軽度から重度までの認知症患者33例（男性7例，女性26例，年齢84.4±7.8歳）が対象とされた。病型別の内訳は，脳血管障害を随伴するアルツハイマー病30例，アルツハイマー病3例であった。

3. 方法

実薬群16例にウチダ八味丸M 60丸（6g）を，プラセボ群17例に同量のプラセボ（蜂蜜を混じた黒色米）をそれぞれ8週間投与し，症状評価して投与前と比較した。さらに投薬中止後8週間で再度症状評価した。症状評価尺度としてはMMSE，Barthel Index，内頸動脈血流量によるpulsatility indexが用いられた。

4. 結果

8週間経過後，実薬群ではMMSEは13.5±8.5から16.3±7.7へ，Barthel Indexは61.8±34.6から78.9±21.1へ，pulsatility indexは2.5±1.7から1.9±0.5へと，いずれも有意な改善がみられた。一方，プラセボ群では有意な変化がなかった。薬物投与中止8週後（開始時より16週後）には，実薬群のMMSE，Barthel Indexがプラセボ群と同程度にまで低下した。

5. まとめ

本研究の結果から，八味丸により認知機能，日常生活動作，内頸動脈の血流が改善される可能性のあることが示唆された。ただし，観察期間が短期間であるため八味丸による改善効果が短期的にしか現れなかった可能性が考えられること，MMSEの総点の改善だけをもって認知機能が改善したとまで言い切れるかどうかということ，脳血管障害を随伴する症例がほとんどであったため

アルツハイマー病への直接的な改善効果が現れたかどうかは判断できないこと，などが問題点として挙げられる。

6 臨床上の注意点

本論文[5]では，観察期間中に八味丸投与による副作用はとくに出現しなかったと記述されている。しかし，八味丸は地黄を含むため，地黄の副作用により胃粘膜障害を起こすことが少なからずある。通常は食後投与とすることが多い。重篤な場合は，胃潰瘍穿孔をきたすことも報告されている。とりわけ認知症患者は，疼痛の自覚が乏しかったり，疼痛を適切に訴えられなかったりすることもあり，胃粘膜障害の発見が遅れる可能性がある。したがって，慎重に臨床経過を追い，心窩部違和感を気にするそぶりがないか，食欲低下が現れてきていないか，など行動面の変化を詳細に観察しておく必要がある。胃粘膜障害が疑わしい場合は，八味丸の投与を中止し，上部消化管内視鏡検査を行うべきである。また八味丸投与により不適切な賦活作用が現れ，性的逸脱行動を呈することもあるため注意を要する。

F 認知症における当帰芍薬散の効果

稲永ら[8]は当帰芍薬散の臨床効果を検証する目的で多施設共同オープン試験を行った。最終全般改善度，全般有用度，概括安全度とも良好な結果であった。GBSスケールによる重症度評価の解析結果においては，とりわけ睡眠障害，幻覚，妄想，夜間せん妄の改善が優れていた。

1. 背景

当帰芍薬散は当帰，芍薬，川芎，茯苓，朮，沢瀉から成る方剤

である。メーカーにより，朮は白朮を使用しているエキス製剤と蒼朮を使用しているエキス製剤とがある。当帰芍薬散の中枢神経薬理については，1990年前後に，テキサス大学の萩野らにより，一連の基礎実験のデータが報告された[6,7]。その効果を要約すると，脳内アセチルコリン合成促進作用，脳内ニコチン性アセチルコリン受容体刺激作用，脳内アセチルコリン受容体合成促進作用，脳内アセチルコリン遊離促進作用，黒質ドパミン作動性ニューロンのチロシン水酸化酵素活性刺激作用，ドパミンおよびノルアドレナリンの遊離促進作用，大脳皮質におけるドパミン合成促進作用，実験動物におけるスコポラミンによる空間記憶障害に対する改善作用，脳内における神経細胞死に対する保護作用などが挙げられる。これらの基礎的知見にもとづき，稲永らは当帰芍薬散の臨床効果を検証する目的で多施設共同オープン試験を行った[8]。

2. 対象

老年期認知障害80例（男性25例，女性55例，平均年齢78.4歳）が対象とされた。病型別の内訳は，血管性認知症40例，アルツハイマー型認知症38例，混合型認知症2例であった。

3. 方法

ツムラ当帰芍薬散エキス7.5gを12週間投与し，GBSスケールを用いて評価した。

4. 結果

最終全般改善度は，中等度改善16.3％，軽度改善62.5％であった。全般有用度は，有用以上24.1％，やや有用以上64.6％であった。概括安全度は95％以上が全く安全であった。GBSスケ

ールによる重症度は，知的機能全般重症度，感情機能全般重症度，睡眠障害全般，精神症状全般が有意に改善しており，とりわけ睡眠障害，幻覚，妄想，夜間せん妄の改善が優れていた．

5. まとめ

本報告に関しては，オープン試験であること，認知症病型別に検討された研究デザインではないことが問題点として挙げられる．しかし，基礎医学的研究の方が臨床研究よりも先行し，現在でもなお当帰芍薬散の臨床効果について十分に考察されてきていないところに，多数例での臨床的検討を行い，さらに当帰芍薬散が標的としうる症候の絞り込みを果たした点において有意義であると考えられる．

6. 臨床上の注意点

当帰芍薬散は，比較的副作用が出現しにくい方剤である．しかし，当帰，川芎は胃腸障害を起こしやすく，胃粘膜障害の原因となることもあるため，食事摂取状況を中心とした行動面の詳細な経過観察は不可欠であろう．胃腸虚弱の患者では，当帰により下痢をきたすこともあるので，便通についても経過を追わなければならない．なお，本報告で用いられたツムラの当帰芍薬散は，散剤ではなく，煎剤として煎じ上げた薬液をエキス剤に調整したものである．したがって，厳密には「当帰芍薬散料(りょう)」と呼ぶべきである．

G まとめ

認知症患者を対象としたエビデンスのある主な漢方方剤について述べた．保険診療でこれらの方剤を用いる際には，方剤名が同

じであっても、メーカーにより配合される生薬の種類、用量、産地、含有成分などが異なっており、薬効が同じわけではないことに注意しなければならない。すなわち、漢方エキス製剤は、方剤名が同じであっても、メーカーが異なれば別な薬剤である。また、用いる方剤の添付文書に記載された適応病名が付されなければならないが、その際、方剤名が同じであってもメーカーによって適応病名が異なっていることもあるため、添付文書に書かれた適応病名を事前に確認しておくことが望まれる。

文献

1) Iwasaki K, Satoh-Nakagawa T, Maruyama M, et al.: A randomized, observer-blind, controlled trial of the traditional Chinese medicine Yi-gan san for improvement of behavioral and psychological symptoms and activities of daily living in dementia patients. J Clin Psychiatry. 2005 ; 66 : 248-252.
2) 田原英一, 新谷卓広, 森山健三, 他：高齢者の痴呆による陽性症状に抑肝散が奏効した2例. 漢方の臨床. 2003 ; 50 : 105-114.
3) Mizukami K, Asada T, Kinoshita T, et al.: A randomized cross-over study of a traditional Japanese medicine (kampo), yokukansan, in the treatment of the behavioural and psychological symptoms of dementia. Int J Neuropsychopharmacol. 2009 ; 12 : 191-199.
4) Terasawa K, Shimada Y, Kita T, et al.: Choto-san in the treatment of vascular dementia : A double blind, placebo-controlled study. Phytomedicine. 1997 ; 4 : 15-22.
5) Iwasaki K, Kanbayashi S, Chimura Y, et al.: A randomized, double-blind, placebo-controlled clinical trial of the Chinese herbal medicine "Ba wei di huang wan" in the treatment of dementia. J Am Geriatr Soc. 2004 ; 52 : 1518-1521.
6) 萩野信義：脳に対する当帰芍薬散 (TJ-23) の作用様式―特にアルツハイマー病について―. 神経精神薬理. 1990 ; 12 : 229-234.
7) Hagino N : An overview of Kampo medicine : Toki-Shakuyaku-San (TJ-23). Phytother Res. 1993 ; 7 : 391-394.
8) 稲永和豊, 台之尊啓次郎, 二宮嘉正, 他：老年期認知障害の当帰芍薬

散による治療効果—多施設共同研究. Prog Med. 1996；16：293-300.

(久永明人)

VI BPSD に対するセディール®の効果

　BPSD は介護者に負担を強いるのみならず，何かと対応の難しい症状でもある。基本的にはまず非薬物療法的な介入をすることになっているが，実際には薬物療法を行わざるを得ないことのほうが多いのではなかろうか。一方で抗精神病薬を安易に用いると，錐体外路症状をはじめ過鎮静や転倒など様々な有害事象を引き起こす可能性がある。さらには誤嚥性肺炎や大腿骨頸部骨折などに結びつき，そのまま寝たきりに至ったり，場合によっては生命予後を短くする可能性もあろう。とりわけ薬物の副作用の出現しやすいレビー小体型認知症などでは問題になる。さらに BPSD にも有効との報告があるドネペジル塩酸塩（アリセプト®）にも焦燥という厄介な有害事象があり，焦燥の強い患者にドネペジル塩酸塩を使ったところ却って悪化したというケースもありえる。

　そこで，一度試す価値もあると思うのがセディール®である。セディール®は本邦で唯一のアザピロン系抗不安薬で，セロトニン 1A のパーシャル・アゴニストという特殊な薬理作用を持っている。効能として，不安のみならず神経症や心身症のうつ状態も改善する。副作用は眠気3％，ふらつきや倦怠感などが1％前後で，あとは悪心，食欲低下が1％以下と安全性が高い。ベンゾジアゼピン系抗不安薬と異なり筋弛緩作用や鎮静，常用量依存などの問題がないのが特長である。

　我々は，過去に13例の AD や VD 患者を対象に，セディール®を最大30mg/日まで使用し8週間観察するというデザインで同剤の BPSD への効果を検討した。その結果，セディール®の平均使用量約20mg/日で，焦燥，うつ，不安，易刺激性が有意に改

善し，我々の印象では特に焦燥や攻撃性に効果的だった。これらの効果は早くて投与後2週間，おおむね投与後4週間で現れた。さらに臨床上問題となる有害事象の出現はなく，使用後で認知機能の悪化も認められず，認知症患者へのセディール®の使用は安全性が高いと考えられた。なお，すでに投与薬剤がある場合はそのまま継続し，この検討では対象患者のうち10例が前薬ありだったので，セディールはいわゆるadd-on薬として効果を発揮した可能性がある。

認知症のBPSDに対するセディールの効果に関する検討は山根，Masudaらも報告しており，いずれも認知症患者の攻撃性やうつに効果があることを指摘している。また，一般的にはBPSDに入らないが，介護者が困る症状として固執性がある。しばしば認知症患者は特に排泄に強い固執性を示すことがある。我々は，この症状にセディール®を用いて改善をみた経験があり報告している。

我々の臨床的な印象では「とても効果がある」例と「まったく効果がでない」例にきれいに二分される傾向がある薬剤ではあるが，BPSDに対する薬剤の選択肢の1つとして念頭に置いて損はないと考える。

文献

1) Masuda Y, Akagawa Y, Hishikawa Y : Effect of serotonin 1A agonist tandospirone on depression symptoms in senile patients with dementia. Human Psychopharmacology : Clinical and Experimental. 2002 ; 17 : 191-193
2) Sato S, Mizukami K, Asada T : A preliminary open-label study of 5-HT1A partial agonist tandospirone for behavioural and psychological symptoms associated with dementia. Int J Neuropsychopharmacol. 2007 ; 10 : 281-283.
3) 佐藤晋爾，堤　孝太，木村絵里子，他：Tandospironeにより排泄に関

する固執性が軽減した認知症患者の2例. 精神医学. 2010；52：65-68
4) 山根秀夫, 増井　晃, 山田尚登, 他：痴呆患者の攻撃性に対する tandospirone の有用性と改訂長谷川式簡易知能評価スケール及び Behave-AD との関連性の検討. 臨床精神薬理. 2001；16：169-172

（佐藤晋爾）

VII これからの認知症診療のめざすもの ― BPSD とどう向き合うか

A 認知症を取り巻く近年の事情における大きな変化

　さて,「認知症」を取り巻く状況が2000年を境に大きく変わってきている。その端緒となる,制度,医療,ケアの3領域における近年の大きな出来事について振り返りたい。

　我が国における,その変化の前提を築いたという意味では,介護保険制度の施行が第一に挙げられよう。家族のみならず,ケアマネジャー,ヘルパーといった介護保険に関係する多くの人々は,「認知症」の人々と接している。さまざまな症状を見聞し,その中で悩み,喜怒哀楽を感じながら暮らしている。一方,認知症の人々と直接接していない人々に対しても,たとえば4年前のNHKの認知症キャンペーンを皮切りに多くの民放,新聞社,出版社などのメディアが,認知症関連ニュースを連日取り挙げている。いまや「認知症」なる言葉を知らない人はいないであろう。

　医療の現場にも大きな変化があった。アルツハイマー型認知症の認知機能変化をとらえるADAS[1,2]などのような神経心理検査が開発され,認知症の人々のための薬,国内において最初にドネペジル塩酸塩が上市されたのも同時期である。そして本書の主題である,認知症の人々に対する適応をもつ薬剤(メマンチン,ガランタミン,リバスチグミン)が続々と上市されるに至っている。さらにアルツハイマー型認知症における,脳機能画像を利用した特定的部位(後部帯状回)[3]の血流低下現象の発見やeZIS(easy

Z-score imaging system）といった画像解析手法ならびにMRIを利用したVSRAD[4]）（Voxel-based Specific Regional analysis system for Alzheimer's Disease, 早期アルツハイマー型認知症診断支援システム）を通じた早期診断技術が開発された。さらには神経心理検査を巧みに利用することで診断を可能としたMCI[5]（Mild Cognitive Impairment, 認知症ではないが, 特定の認知機能障害が正常範囲から逸脱している状態）という概念の提唱も医療分野における近年の出来事である。専門領域においては, さらにバイオマーカーの開発, 神経病理学的知見の集積, 遺伝子探索などが挙げられるが, 臨床の現場では主に上記のことがきっかけとなり, 多くの医師が認知症医療に参画できる状況作りができた。すなわち認知症における診療構造の変革とも言える大きな変化があった。そのおかげで認知症に対する医療サービスの内容が向上し, その普及が急速に進んだ。

医療を含む広い意味でのケアの現場においても, 認知症に対する見方が大きく変わりつつある。その萌芽はたとえば2004年12月の「痴呆」という言葉を排し, 「認知症」という言葉に統一するといった呼称変更[6]にみられよう※。また海外からの影響も大きい。たとえば, 「認知症のパーソンセンタードケア」[7]という本が1997年にイギリスで出版されている（日本語訳は2005年）。かつて人格が失われるとされていた認知症に対して, あくまでも人としてみる視点を導入するものであった。同じコンテクストで, 2003年には, 自ら認知症であることを世間に知らしめたクリスティーン・ブライデンという女性が来日[8]した。当事者の視点を講演で伝え, 今後の認知症のあり方に影響するような大きな足跡を残した。

このように, 現在進行形で急速に「認知症」に対する見方がいま大きく変わりつつある。これからの日本において, どのように

「認知症」が語り継がれていくのかを隈無く照らしながら，時計の針を逆行させることなく，行為を積み上げることは至難の業ではある．しかし，我々は他人事ではなく，自らの事であることを自覚し，それぞれの立場性を超え，語り，そして考える時期にあることには間違いはない．

> ※ ちなみに最近，「あの人は認知があるから…」などと「認知」なる言葉を「認知症」の省略形かのような使い方をする人が散見される．認知症は断じて「認知症」であって「認知」ではない．たとえば，認知症が進んだことを意味させるために，「認知が進んだ」という表現も耳にする．このことの意味が，知的能力の向上なのか低下なのかを惑わす．それ以上に重要なのは「痴呆」という言葉を排する過程にその侮蔑的な言葉の印象を排したい意図が背景にあったことが指摘できる．せっかく用語改訂が行われたにもかかわらず，用語だけが変わっただけで，改訂の意図を汲まず相変わらず侮蔑的な意味を持たせかねない危機である，と筆者は考える．

B BPSDへの対応に対する考え方

「こういうBPSDにはこういう薬1日何mg」というような，BPSDの対応を単なるハウツーとして論じることには，危険性が潜む．認知症の定義の中に，「生活への支障」という用語がある．「生活」とは，人の営みの中で，多様性の最たるものである．BPSDをクローズアップさせる局面において，BPSDの多くはこの「生活」とリンクしている．BPSDの生物学的特性のみを，我々がBPSDの特性と考えている全体像から，完全に抽出することは難しい．ある人が興奮している．即，抗精神病薬を投薬．そういった短絡的ともとられかねない思考パターンが危険であるという認識を共有したいのである．ハウツーそのものではなく，

どうしてそうなるのかという考え方に着目し、それを皆で考え共有化していくことが大切なのである。

我が国において、何百万人という認知症の人々が実際に生活している。認知症という事象から医療を切り離すことはできない。そして同時に個別具体的に生活者として見る視点を失ってはいけない。この視点は日々地域の現場で診療を行っている医師の最大の強みではないのであろうか。認知症に興味関心のある医師を1人でも多く引き込むこと。認知症の人々の数をみても、認知症医療の特性からも、我々が向かうべき方向を示唆している。BPSD対応の内容としては、具体的な方法論のラインアップは重要ではある。それと同時に、そもそもそういった方法論を導きだす考え方やどのように適用すべきかの視点を含めて、それらを支えるような「考え方の共有」に力点をおくべきであることを強調したい。

C 認知症とは

残念ながら医学的に厳密な定義が存在しない。しかし、ネットや成書をみればわかる通り、おおよその共通認識はある。それをぶれない範囲で以下に示す。

「認知症とは、いったん正常に発達した認知機能が後天的な脳の障害によって、徐々に、持続的に日常生活や社会生活をおくるうえで支障をきたすようになってきた状態のことである」、とするものである。

1. 認知症とは病名ではない

まず、認知症とは病名ではない。症状の集まりを指す。認知症という症状がでるような、その原因となる疾患があることも意味として含まれている。もっとも有名なのはアルツハイマー型認知

症であろう。最近ではレビー小体型認知症も取り挙げられ，広く知られるようになってきている。脳の血管障害を伴う血管性認知症や前頭側頭型認知症なども知られるようになってきているのかもしれない。その他にも多くの種類の疾患が認知症の原因となることが知られている。膨大な医学研究（主に神経病理という分野）によって，それぞれの疾患に特徴的な脳の器質的障害があることがわかっている。あるいは疾患によっては今後解明されるだろう。このことは，確定診断は生前にはできない，という原理も内包している。なぜなら画像診断によれば推定はできるかもしれないが，現在死亡しないと脳の神経病理学的な知見が得られないからである。したがって，生前の暫定的な診断が症状の変化に伴い診断名自体も変化することもある。

2.「認知機能」について

そもそも認知症の定義自体は，「知的能力」であったり，「知的機能」であったり，そもそも「認知機能」として，くくられる概念の段階的変化が前提となっている。そのために，近年の複数学会で合同作成された認知症ガイドライン[9]でも指摘されているように，すべての認知症の原因とされるすべての疾患に網羅的に適用できるわけでもない。しかしいまのところ，この定義より優れたものが一般に知られている訳でもない。

3.「持続的に」，「徐々に」の意味

また「持続的に」，「徐々に」とは，なだらかでゆるやかな症状の「進行」が想起される。しかし，認知症に関連する症状群の変化はその症状の種類によって実にさまざまである。仮にアルツハイマー型認知症で有名な「ものとられ妄想」について考えてみる。近時記憶障害（ついさっきのことをすっかり忘れるといった

障害）がまだ明瞭でない段階であれば，ものとられ妄想はないであろう。しかし近時記憶障害が目立つようになると，人によってはものとられ妄想がいちじるしくなるかもしれない。認知症がもっと「進行」すれば，ものとられ妄想は消えるだろう。そのかわりに別の症状が出現するかもしれない。これらのことから「ものとられ妄想」は認知症の「進行」に伴い，持続的に徐々に「進行」する症状ではない。お気づきであろうが，この認知症が「進行」するという場合に，「進行」するのは，アルツハイマー型認知症の本体である中核症状（あるいは，中核になる障害），すなわち「認知機能障害が進行」しているのである。

　ところで，早速ここで議論が発生する。「認知機能障害の進行」と「中核症状」という用語に関することである。つまり，中核症状＝認知機能障害なのかという疑問と，「中核症状」とはそもそもなにかという疑問である。まず指摘できることは「すべての認知症の原因疾患において中核症状＝認知機能障害」は誤解である，ということである。これはあくまでもアルツハイマー型認知症である。アルツハイマー型認知症の場合には「中核症状＝認知機能障害」とするのはおおよそ了解されている。ただし，症状は障害ではない。また繰り返しになるが，このことがすべての認知症原因疾患に対して同じようにいえるものではない，ことに留意してもらいたいのである。「すべての認知症で中核症状＝認知機能障害」とする誤解の遠因になっているのかもしれないが，介護保険のたとえば主治医意見書にある中核症状（明示的ではないが）や周辺症状は，主にアルツハイマー型認知症の場合の枠組みとなっているにもかかわらず，それが「アルツハイマー型認知症に対して」と，明示的ではないことが挙げられる。そして，介護保険の視点は認知症すべてに対して及んでいるはずである。そしてこの小さな違いは重要である。なぜならこの勘違いによって，診断を

誤り，しばしば誤った医療介入に陥ることもあり，注意を要する重要な見立てであることに留意されたい。

さて，「持続的に」，「徐々に」の時間的な感覚として，アルツハイマー型認知症の場合には，経験的にはたいていは数ヵ月から年余にわたると筆者は考える。なぜならば，ちなみにそうではなかった場合には，たとえば数日の急速な変化などであった場合には，別の病気が考えられるからである。

しかしここにも問題がある。たとえば血管性認知症である。診断基準としては，NINDS-AIREN[10]，DSM-IV[11]などがある。脳の血管障害を起点として発生する認知症である。起点が明瞭な分だけ「徐々に」ではない。もっと極端には，しばしば認知症原因疾患として言及されるような「クロイツフェルトヤコブ病」は急速である。筆者のわずかな経験でも，訪問診療のたびに症状が進行し，発症から1年程度で亡くなった方もおられた。あるいは，慢性硬膜下血腫，正常圧水頭症なども，アルツハイマー型認知症と比べると，はるかに急性である。したがって，疾患ごとに「持続的に」，「徐々に」の時間的な感覚のずれがあると理解したほうが合理的である。

そしてこの「持続的に」，「徐々に」の時間的な感覚で，区別したいのは，認知症のように見えるが，いわゆる認知症の原因疾患ではない病態である。とりわけ重要なのはせん妄であろう。薬物惹起性のせん妄[12]は，やむを得ないのかどうかの判断は必要であるが，原因は医療側である。すなわち医原性である。あるいは身体疾患が伏在している場合にも，ときにせん妄が出現する場合がある。いずれにせよ，たいてい医療介入の必要があり，また介入により劇的に症状が改善する場合も多い。臨床の現場ではせん妄自体は判断しづらいこともある。それだけに，判断すべき材料は少ないだけに大切である。したがって，この「持続的に」，「徐々

D　中核症状とは

> ところで，文章のこれ以降で，「アルツハイマー型認知症」と「アルツハイマー病」という表現が混在してくる。そこで次の記載に付いて次のように整理したい。65歳を境に若年発症の場合には，アルツハイマー病とし，それ以外をアルツハイマー型認知症と称する場合も以前はあった。あるいはどうあれアルツハイマー病と記載する論文もある。しかし，本稿では次の考え方をもって区別して記している。「…病」は死後確定診断された場合に示す。たとえば神経病理学的知識が集積した結果として表現される場合も「…病」である。一方「…型認知症」とは，いま規定した「…病」と推定される場合の病名として示す。とりあえず，そうしておかなければ次に示す合理的説明に窮してしまうので，必要上そのように規定した。

　中核症状とは，脳の原因疾患ごとの特異的な（と想定される）器質的な障害によって直接説明しうる症状，としてよいであろう。このことをよく考えてみると，認知症の原因となっている疾患によって，中核症状の内容が異なることがわかる。たとえばアルツハイマー型認知症の中核症状（あるいは中核になる障害）に先の近時記憶障害が含まれる。アルツハイマー病は，神経病理学的には内嗅野や海馬などという「記憶」にかかわるとされる脳の部位が萎縮していることが知られている。現在その機能は明瞭ではないが，もしかして病初期の段階から機能低下がしばしば指摘される後部帯状回[3]もそうかもしれない。したがって，萎縮し，機能障害が想定される部位と特徴的に呈する症状が直接説明できそうなので，アルツハイマー型認知症の中核症状に近時記憶障害が含まれると考える。別の例を示す。たとえば，幻視（幻を見る）や体の動きの障害（パーキンソニズム）や時間ごとに変化する意

識レベルの清明さを主徴とするレビー小体型認知症[13]では，記憶障害が目立たない場合もある．表現を変えて，レビー小体型認知症の中核症状は上記の3つの主徴になるという具合である．

　もう一点状況を複雑にしていることでもあるのだが，たとえば，しばしばアルツハイマー型認知症とレビー小体型認知症がともに存在する場合があることも指摘しておく．両者の疾患はお互いに排他的な関係性ではない．すなわち，アルツハイマー型認知症であればレビー小体型認知症ではない，と断言できないことに留意されたい．そして，ここで論じているそれぞれの中核症状とは，あくまでもアルツハイマー型認知症とレビー小体型認知症の合併が多いといった診療の現実に依拠するものではなく，それぞれの疾患モデルでの話であることにも留意されたい．

　さらにつぎの周辺症状との対比によって上記で触れた「症状と障害」の問題について，より明らかになるのだが，実際の場面で考えてみると，種類によっては中核症状なる症状が存在しないことに気づく．幻視はレビー小体型認知症の中核症状である．これはわかりやすい．一方，アルツハイマー型認知症の記憶障害（遅延再生障害）があって生じるものとられ妄想，まとわりつき，などは周辺症状である．肝心の記憶障害に基づくそのままの症状が現実にはない．つまり，認知機能障害と称されているものは，障害であって，症状ではないからである．だから，アルツハイマー型認知症における中核症状＝認知機能障害も，用語の上でも成立しない．つまり症状＝障害ではない．症状とは現実に現れる表現型であり，障害として表している内容は，ICF（International Classification of Functioning, Disability and Health；国際生活機能分類）に従えば，生活機能上の困難さのことである．明らかに違う概念であり，等号で結ぶ関係性はない．

E レビー小体型認知症について

　国際的医学論文では，レビー小体型認知症はアルツハイマー型認知症に次いで多いとしばしば表現される。多さのみならずその際呈する多彩な精神症状，身体症状，薬剤の過敏性などの特徴と誤った医療介入により症状をかえって悪化させてしまうなどの性質も持ち合わせ，地域の認知症現場においてはきわめて重要な疾患である。たとえば，レビー小体型認知症でしばしば問題となる転倒を考える。その転倒のしやすさは，スムーズな動きが障害されるような運動機能障害，せん妄，失神を含む自律神経障害などの，転びやすくなってしまう要因が複数存在する。さらに，出現するBPSDに対する誤った処方薬剤によっても，転びやすさが大いに影響されやすい。そのためここで，レビー小体型認知症の諸症状と注意点について触れる。上記の中心的な症状の他に，しばしば随伴する症状として，うつ，失神，転倒，自律神経障害としての血圧の乱降下や夜間頻尿や発汗異常，夜間の異常な言動が挙げられる。この夜間に起こる異常な言動は特にRBD（レム睡眠時の行動障害）といわれ，しばしば認められる症状である。随伴する性質としてときには突然死が挙げられ，注意を要する。その原因については不明であるが，突然の心機能や呼吸機能[14]の不全であるかもしれない。

　さらに症状以外の注意すべき性質としては鎮静系薬剤に対して過敏な反応を示すことが挙げられる。睡眠薬や抗不安薬や抗うつ薬や抗てんかん薬，あるいは統合失調症でしばしば使用される抗精神病薬に限らず，たとえば，ある種の胃薬（H2ブロッカーに分類されるもの），鼻水，くしゃみ，かゆみ止めなどのアレルギーの薬，抗パーキンソン薬など，処方薬と市販薬とを問わず，多岐にわたる薬品群に注意が必要である。また身体合併症（感冒，

肺炎，癌，便秘，脱水，低栄養など）によっても，ときには症状に先立ちいちじるしく精神症状を悪化させることもある。したがってレビー小体型認知症は，特に医療と介護の両輪の如く密な連携が要求され，逆にうまく連携できればいちじるしい症状改善が期待できる特徴もあわせもっているともいえる。

F 周辺症状とは

　周辺症状とは，この中核症状が原因で二次的に起きてくる症状のことである。アルツハイマー型認知症では，記憶障害がもとで生じる「ものとられ妄想」などが知られている。先のレビー小体型認知症では，覚醒の程度（意識のレベル）が日中でも変動するような注意障害を本体とする，見かけ上の「記憶障害」もあるかもしれない。ちなみにレビー小体型認知症では記憶障害が目立たないことも多く，「記憶障害とは中核症状である」という先入観は危険である。危険性については次に示すが，要は，記憶障害が中核症状である場合もあるし，周辺症状である場合もあると理解できる。そして，それは疾患ごとに異なるというのが合理的な理解である。中核症状と周辺症状の概念的な説明は以上であるが，実は強調したいのは次のことである。

1. 周辺症状は理解すべき対象

　周辺症状，すなわち二次的な症状そのものは，認知症の原因疾患に伴う不可避な症状ではないのである。このことから，「周辺症状がでたら，すなわち鎮静系薬剤の対象である」と短絡的に考えることは危険である。ただでさえ，認知症は高齢者であることが多く，また自己の身体管理がうまくいっていない場合も多い。そのため身体環境が，そうではない状態に比べて不利な状況にあ

ることも多い。すなわちたとえば薬についていえば、その副作用が出現しやすい温床があるのである。高齢であれば、様々な合併症を併せ持ち体力的にも虚弱で、運動不足もあいまって、体組成でも脂肪の比率が高くなり、脂溶性の薬剤の貯留や蓄積がされやすくなる。安易な投薬とそれが漫然と続けられることで、結果的にどんどん悪くなっていくような悲劇が生まれることもある。筆者も数多く経験した[15]。認知症の人々への長期間の薬漬けや、そのせいで外来に通うことができないほどの、手のかかる副作用や症状を散見してきた。たとえば、抗精神病薬の漫然投薬における錐体外路症状（筋肉の不自然な緊張や不自然な動き）やそれに伴う誤嚥、転倒事故などが挙げられる。また抗不安薬や睡眠薬でも、その筋弛緩作用などによる転倒、睡眠障害、身体疾患のために出されていた薬による精神症状、身体疾患の見落としや不十分な管理などもある。そして予測されなかった急な死亡などの不幸な転帰に至るなど、本人の苦痛の増大、避けることができた早まる死、家族を含む周囲の人々の落胆を多く経験してきた。筆者も後になって気づいた事例も数多く、自分の無能さに悔みきれない気持ちがいまでもよみがえる。その加担をしてはいけない。「医療は患者に害を及ぼしてはならない」とヒポクラテスの誓いにあるにもかかわらず、周辺症状を抑えようとして薬の過量投与や思わぬ有害事象を招き、認知症の本人に対して害を及ぼしてしまう危険性がある。筆者は、たとえ興奮、不穏、暴言、暴力などといわれるような周辺症状があっても、鎮静系薬剤は本質的には不要であると考えている。しかし、ともに暮らす家族が行き詰まっている場合には緊急退避的にそういった薬剤を使用する場合もある。そのとき、専門職者は深く罪悪感をもつべきであるとも考えている。その罪悪感があれば、こまめなモニタリングや薬剤の副作用を防ぐ視点を養える効能もあると考えるからである。そのこ

とについてはすこし詳しく触れたい．

2. もつべき罪悪感の根拠

そもそも出された鎮静系薬剤を，そもそも本人の希望している訳でもないのに，副作用のリスクを背負って本人が薬を飲む．その結果家族や周りのものが癒されることが目的になりがちである．もっと端的にいえば，「周りの人」を救済する医療である．周辺症状の無害化のみを目指す医療でもある．ところでこの点について，「いや，本人の視点は抜けていない．周りの家族の負担が軽減されることが，回り回って本人のためになる」という反論があった．さてこの論理，常に本当に成り立つのであろうか．家族が深い愛情をもって本人と接し，その利害が本人と一致しているのであれば，おそらく問題はないであろう．しかし筆者が訪問診療で出向く先での様相は，深い愛情で本人が包まれ我々までが心が温かくなる家庭がある一方で，必ずしもそうではない家庭もあった．あるいは，ケアに一生懸命になりすぎて，かえってそれが本人にとって望ましくない刺激となってしまっている場合もあった．家族の思いは「本人のため」であるが，それ故に本人の周辺症状が凄まじくなっていった．傍からも痛ましく感じる光景であった．しかしいずれにせよ，本人からの視点と周囲からの視点にずれがあれば，「周りの人の幸福」と「本人の幸福」とが一致することを保証できなくなる．さらに周りの人の間でも利益相反がしばしばおこる．筆者の経験の中だけでも，鎮静系の薬の投薬について兄弟間で真二つに意見が割れたなど，枚挙に暇はない．このことは「周りの人の視点」で本人への対応のあり方を組み立てる足場にすることへの危険性を示している．だからといって「周りの人」をないがしろにしてよいと言っているのではない．しばしば本人が追いやられ，本人視点が失われがちな天秤をせめ

て均衡にすべきであると主張している。ここでは，せめてものという限定副詞を使った。本人視点の筋から述べれば，後者へ天秤が傾いてもなんら問題はない。しかし，ここに認知症問題の抱える象徴的課題がある。ともに暮らす家族が苦しんでいる。しかしその中で認知症を抱える本人も傷ついている。本人の苦しみについては，代理人（たとえば家族）から説明を聞くことにならざるを得ない。苦しみの中にある代理人はより強く自分の視点で本人を眺めるほうが自然であろう。したがって我々は周囲の調整ができなく，その結果，周辺症状に対して鎮静系薬剤を投薬するという判断を下すのであれば，それを飲む本人に対して罪悪感を抱かざるをえないのである。その罪悪感があれば，きっとそれが手がかりになり，本人の声なき声を含めてその言い分を聞く機会も生まれてくる。たとえば暴言だと訴えてきた「周りの人」が，暴言を問題として捉えたプロセスを解剖する必要がある。そしてその解剖図を本人視点で解釈してみることだってできるかもしれない。なぜ暴力がおきるのかその背景がみえてくることもあるかもしれない。本人の視点でみてみるという方法についてもいくつか提唱されてきている。認知症の人のためのケアマネジメントセンター方式や認知症スピリチュアルケア[16]などもあり，ぜひ参照いただきたい。

G BPSDとは

さて，ここでは，BPSDの概念について順を追って説明する。あわせて周辺症状との関係性についても論じたい。「BPSD（周辺症状）」なる記述を見たことはあるであろうか。これは誤りである。このことは次の説明で明瞭になると思う。

まず，認知症の症状とはなにか。それは，認知症と関連して，

二元論的に「こころ」と「からだ」に現れる症状とする。ところで伝統的に，そもそも認知症は，認知する能力の障害を背景に含んだ状態を意味している。そこで，「こころ」に現れる症状を，認知する能力の障害，すなわち認知機能障害とそれ以外に分ける。その部分をBPSDとしてしまえば合理的である。ちなみに，BPSDのBは行動（Behavioral），Pは心理（Psychological）となっている。たとえば，Bについては，徘徊・攻撃・暴言・暴力・拒絶・収集などの行動の症状，Pについては，興奮・幻覚・妄想・不安感・うつ・不眠などの精神症状であって，それらを分けてとらえる意識が働いている。用語自体は，1996年に米国で開催された国際老年精神医学会のシンポジウムで「しばしば出現する知覚や思考内容，気分あるいは行動の障害」と定義されるbehavioral and psychological signs and symptoms of dementia（BPSSD）に由来し，その後，BPSD（Behavioral and Psychological Symptoms of Dementia）と呼ばれるようになった[17]。ちなみに，BPSDの考え方に着目すれば，疾患依存性がないことに気づく。すなわち周辺症状とはちがい，BPSDの概念自体，認知症原因疾患とは関係なく，症状からBPSDか否かを決めることができるという利便性がある。

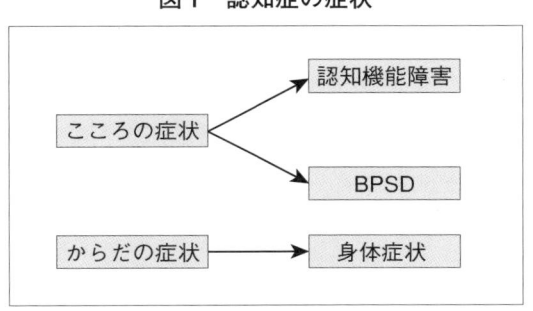

図1　認知症の症状

こころの症状 → 認知機能障害
こころの症状 → BPSD
からだの症状 → 身体症状

認知症原因疾患の種類とは関係なく，分類されている。

図2 認知症の具体的症状

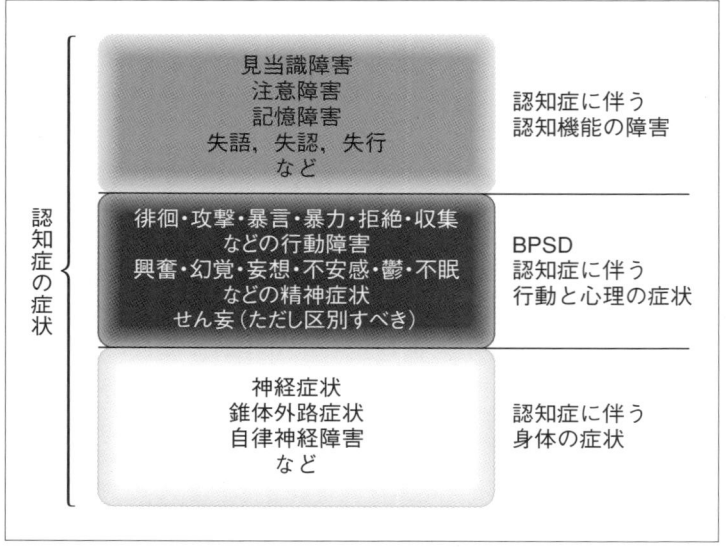

認知症の症状
- 認知症に伴う認知機能の障害
  - 見当識障害
  - 注意障害
  - 記憶障害
  - 失語，失認，失行
  - など
- BPSD 認知症に伴う行動と心理の症状
  - 徘徊・攻撃・暴言・暴力・拒絶・収集などの行動障害
  - 興奮・幻覚・妄想・不安感・鬱・不眠などの精神症状
  - せん妄（ただし区別すべき）
- 認知症に伴う身体の症状
  - 神経症状
  - 錐体外路症状
  - 自律神経障害
  - など

認知症原因疾患の種類とは関係なく，分類されている。

BPSDと周辺症状

ここまで論を進めることで，すでにBPSDと周辺症状が表すものが異なることが理解できよう。繰り返しになるが，大きな違いは周辺症状とは疾患依存的であり，BPSDとは疾患独立的な概念である。より確かなイメージを共有するために，具体的に示して考える。

まずアルツハイマー型認知症を例にとる。その場合の中核症状（あるいは障害）を先の図に重ね合わせてみる。本稿ではところでアルツハイマー型認知症の場合でも，中核症状＝認知機能障害

ではない，としている．この考えを踏襲すると次の説明に窮してしまうので，便宜的にこの項ではあえて以下中核症状と記す．すると，認知機能障害の枠の中に，アルツハイマー型認知症の中核症状がおさまる．脳の変性にしたがって，中核症状とされる認知機能障害の程度が進行するので，この範囲はどんどん拡大する．ときには身体症状も脳の変性に従って出現するかもしれない．

図3 アルツハイマー型認知症における中核症状

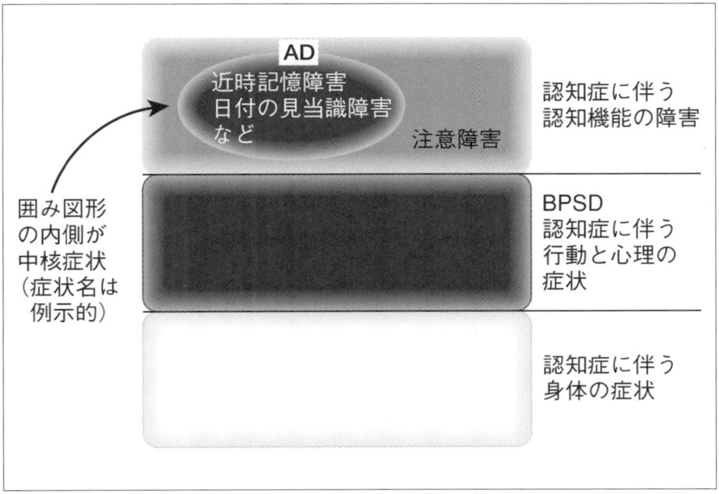

囲み図形の内側が中核症状（症状名は例示的）	AD 近時記憶障害 日付の見当識障害 など　　注意障害	認知症に伴う認知機能の障害
	BPSD	認知症に伴う行動と心理の症状
		認知症に伴う身体の症状

次に，アルツハイマー型認知症の周辺症状は，中核症状として囲みを作った外側に相当する．

アルツハイマー型認知症の場合には，ほぼ中核症状＝認知機能障害，周辺症状＝BPSDとなる．しかし，このせいで我々は惑わされることになる．次にレビー小体型認知症で説明する．すると，BPSD＝周辺症状ではないことが明瞭になると思う．

ここまでは，囲みの中がレビー小体型認知症の中核症状である．

図4　アルツハイマー型認知症における周辺症状

周辺症状とは　　アルツハイマー型認知症の場合	
AD	認知症に伴う認知機能の障害
囲み図形の外側が周辺症状	BPSD 認知症に伴う行動と心理の症状
	認知症に伴う身体の症状

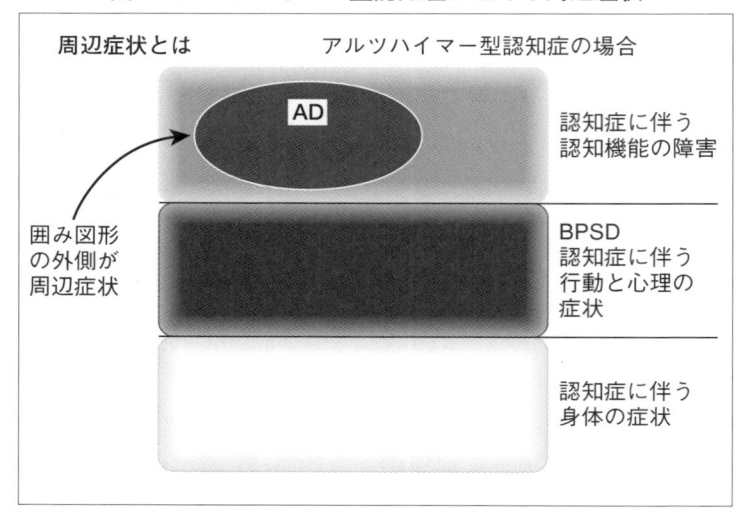

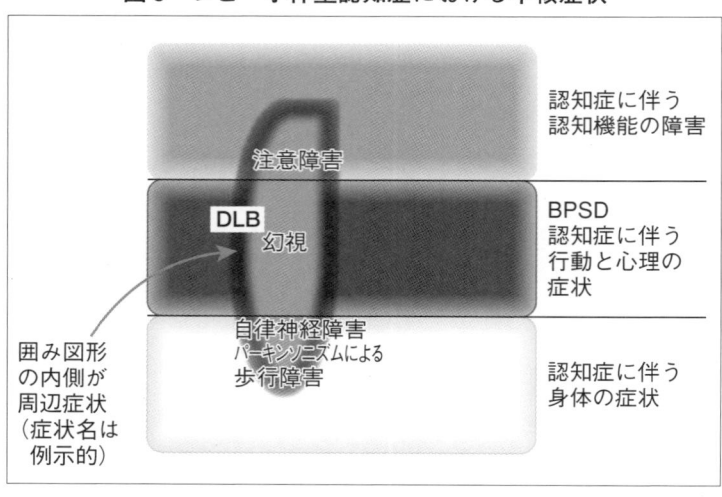

図5　レビー小体型認知症における中核症状

	認知症に伴う認知機能の障害
注意障害 DLB 幻視	BPSD 認知症に伴う行動と心理の症状
囲み図形の内側が周辺症状（症状名は例示的） 自律神経障害 パーキンソニズムによる歩行障害	認知症に伴う身体の症状

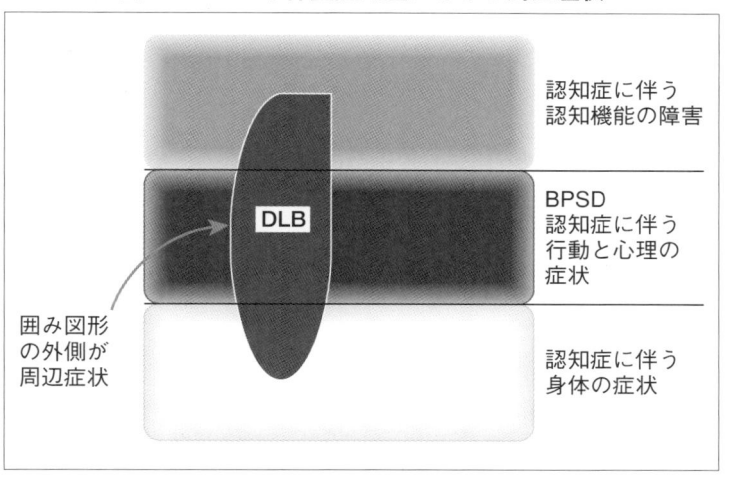

図6 レビー小体型認知症における周辺症状

認知症に伴う認知機能の障害

DLB

BPSD 認知症に伴う行動と心理の症状

囲み図形の外側が周辺症状

認知症に伴う身体の症状

そして，囲みの外側が周辺症状である。BPSDとは違うことが一目瞭然である。

H 認知症新時代の幕開け

　認知症を医療の側からみた視点を転じて，次に当事者の視点で論じてみたい。ここでいう当事者とは，認知症その人のことであるが，しかし，将来認知症になるであろう人も含み，「人」として認知症の人々にいろんな形で関わる人々も含む。認知症になると人格が崩壊すると言われてきた時代があった。そして，単なる病気として客体化し，関わる人と認知症の本人の立ち位置には大きな隔たりがあった。認知症になると，たとえばケアを受ける，あるいは医療を受ける側であり，サービス提供者は，その「世話をしてあげる」あるいは「薬を飲ませる」などといった，してあ

げる立場にいると信じてきた。しかし,今や,自分の親が認知症になる,あるいは医師自らが,年を経るに従って,認知症になることが,当たり前になりつつある。認知症になっても安心して暮らせる,とはいったい何か。認知症になろうとも,人生の主体者として生きていくための医療支援とは何か。これからの認知症医療の成熟に向けて,大切であると思える素材を提供したい。まず,最初に,さまざまな立場を超え,認知症本人を含めて,どの立場の人々も共有できた宣言文があるので,それを紹介したい。

図7　お福の会

「認知症対応型社会」へ

「お福の会」　会長：小阪憲司,会長代行：朝田隆
認知症について,本人,家族,医療,ケア,行政,
メディア等さまざまな人びとがオープンに語り合える場

世話人
小阪憲司（医師）
髙見国生（家族の会）
町永俊雄（NHKキャスター）
和田行男（ケア職）
木之下徹（医師）
永田久美子（ケア研究者）ほか

当事者も含む多職種が語り合い,
考える土俵づくり
（共有できる基盤づくり）

I 認知症患者という言葉

とりわけ医療の場面ではしばしば認知症の人に対して認知症患者と表現される場合がある。Lancet Neurology[18]に次のように示されている。「『人』という言葉には,『包括的な人間性や,個人

図8　お福の会宣言

人は，人として生まれ，人として死ぬ。そして，その過程で誰もが認知症という病に遭遇する可能性をもっている。かつて，認知症をもつ人は，「人格が崩壊する」「こころが失われる」と恐れられた時代があった。だが，今や私たちは知っている。認知症になっても自分は自分であり続けることを。月が欠けているように見えても，月が丸いことに変わらないのと同じである。自分が，認知症になっても，家族の一員，社会の一員として，友人として，権利と義務とを有する国民の一人として，生活を続け，人生を全うしたい。同じように，家族や友人が認知症になっても，ともに人生の旅路を歩み続けたい。「お福の会」は，そういう思いをもつ市民が，本人や家族，医療，介護，行政，その他の立場を超えて集う場である。認知症をもつ人が生活の主体者として人生を全うできるように，私たちは力を尽くしたい。

としての平等な価値』を示す意味があるのに対し，一方の『患者』という言葉には，『不完全で，望ましくない差異』という意味合いがある」と論じられた。すなわち「認知症患者」というと，何か欠けた存在，という見下した感じ（stigmatic term）がする，というのである。この文章に沿って具体的なイメージを想起してみる。「認知症患者」という言葉には，「介護」というイメージがつきまとい，お世話されるだけの受動的な存在で，さらに言えば，本人が生活を楽しむなんてありえないという絶望的な風景を想起するような手厳しい文章であるともいえる。実に今，イギリスの医療やケアの国家的ガイドライン[19]には，「OUTPATINETS（外来患者）」「INPATIENTS（入院患者）」などの例外を除き，「患者PATIENTS」が削除されている。認知症の人に置き換わっているのである。またオーストラリアの「アルツハイマーズ・オーストラリア」という組織では，この点においてはもっと先進的に，認知症の関連用語集[20]が公表されている。この用語集もい

ままで普段使っている言葉だけに手厳しい。英語なので適切な日本語が見当たらないが,たとえば,care-giver(ケアを与える人)から carers(ケアする人)へ,aged person から older person へなどという具合に理由付きで書かれている。また同国の認知症関連の医学論文でも,「患者」という言葉が「人」になっている。こういった一連の論文を読むにつれ,ここ数年前より,筆者は避けがたい場合以外は「患者」という用語を使わない。実際には使えなくなってしまったというのが正直なところである。読者にそれを強要する訳ではない。しかし一度はたちどまってこの違いについてぜひ考えてみてほしい。当該用語集の最初の行には「言葉は強力な道具である」とある。たとえば,「患者」を「人」と置き換え実際に発語することで,なすべきことが変化する。わざわざこの項を設けたのは,こういった考えがわれわれのなす行為の今後の方向性を問うものであり,そしてそのことが我々の将来の姿を決めるからである。「患者」という病んでいる部分にフォーカスされた意識から,「人」としてみる意識(パーソンセンタードケア[7])へシフトをすべきであると主張したい。ところで筆者はパーソンセンタードケアを「その人中心のケア」とは訳出しない。単に「人中心のケア」と単純に日本語に置き換えることを好む。2文字の違いであるが,この両者は大きな意味の隔たりがあると考える。「その人中心のケア」は「本人の視点を中心に据えたケア」の意味を持った表現であろう。そのことには深く賛同する。しかし,本人も人だが,周囲の人も人である。あまねくどこまでも人としてみる視点が強調されている。そういう意味で,前掲のイギリスの認知症のガイドラインの内容は,「人中心のケア」の意識が色濃い。なぜなら,表紙に「Dementia Supporting people with dementia and their carers in health and social care」と「認知症の人とケアする人のために」とあるのだ。そして,その

「introduction（導入）」の次に「パーソンセンタードケア」という章が真っ先に出現する。さらにその原理（princliples）の一番目には"the human value of people with dementia, regardless of age or cognitive impairment, and those who care for them（年齢およびその認知機能障害の程度に関わらず認知症の人々とケアする人々の，人としての価値）"とある。それに呼応して内容が作られている。このことは「その人中心のケア」という用語のみでは表面的には説明がつかない。上述のことを繰り返すが，「その人中心のケア」はきわめて重要で，そもそも「人中心のケア」の前提となる。しかし両者の意味は異なると筆者は考える。前述した「天秤の話」も筆者のいうパーソンセンタードケアの概念に暗に含めて言及している。

この項を要約すれば，周辺症状に対して，故小沢勲氏が指摘するように「理解すべき対象[21]」という見方への変化が求められる。そのように解釈するには，「人」としてみる視点の導入が不可欠であると考えている。

J 取り繕い反応を通じて

たとえば，アルツハイマー型認知症の中核症状（あるいは障害）のうち近時記憶障害はよく知られている。すなわち少し前に覚えた言葉や内容を思い出すことができなくなる。それでも注意については意外によく保たれていることが多い。そのためとても快活に見える。たとえば夕方道端で出会って交わされる通り一遍の会話は，アルツハイマー型認知症の人にとっては何の問題もなくスムーズにできよう。たとえ，昼ごはんに何を食べたかを忘れていても全く問題ない。なぜなら適当に「ラーメン」と（覚えていないのに取り繕われても），その真偽について不明なことが多い[22]。

さて本人視点で取り繕い反応を読み解くと「認知症患者にしばしば見られる自身の欠陥を隠そうとする反応をいい，『周囲から取り残されたくない，馬鹿にされたくない』という認知症患者の心理的機転が生み出す coping skill（著者注；対処する技術）とも解釈される」と説明している[23]。さらに踏み込んで，本人が直にこの取り繕い反応について語った文章がある。「（前略）……2003 年，クリスティーン・ブライデンの来日に同行取材した時……（中略）……自分の「症状」のために周囲の人を困惑させたりしないように，出来たら心地よく過ごしてもらうため，<u>「普通のふり」</u>をすることに全身全霊を投入する。その疲労は想像を絶する。部屋に帰るなり倒れこんでしまうし，度を過ぎると偏頭痛のため数日寝込むこともある。……（中略）……人生最大の危機に直面しながら，なおかつ，周囲を気遣い，威厳を保とうと全力を尽くす心の働き。……（後略）」[7] クリスティーン・ブライデン氏は，自らが認知症であると告白したオーストラリアの高級官僚である。きわめて知的で魅力的な人でもある。しかしここに書かれている通り，その苦しみについて，傍からは考えもしなかった本人の苦悩がありありと描かれている。下線部分が，取り繕い反応に相当する部分である。「普通のふり」をしなくてはならないという，認知症の本人の背景にある気持ちをくみ取ることは大切である。その苦悩について我々はどこまで理解できるのか，という問いに対して，不全感が常に伴わざるを得ないとしかいえまい。しかしその苦悩を知ろうとする眼差しはどこまでも不可欠である。

K まとめ

認知症の有病率（65 歳以上で 8 〜 10 数％と言われている）は極めて高く，国家にとっても喫緊の課題である。そして読者を含

めてだれもが認知症になる可能性がある。筆者は認知症に関わり，悲惨な現場も多く見てきた。その一方で感動に打たれる場面にも多く遭遇してきた。もし自分自身が認知症になっても，自分の人生の主体者でいたい。人として生きていきたいと強く願う。ここまで認知症の解説を緒言の通り，最近芽生えた見方を随所に織り交ぜつつ，これまで認知症医療で醸成された知識を，BPSDを中心として伝える努力をしてきた。紙面の都合で，あるいは筆者の無能さのために十分描けなかったことも多い。しかし，認知症医療に携わる身として考えるべき方向性は大まかには示せたのだと思う。また，認知症の問題は，いまの認知症の本人や家族そしてケアする人，専門職者といった広い意味の当事者だけの問題ではない。それを超えて明日の我々の問題でもあり，それは市民全体の問題でもあると考えている。これまでの認知症の人々と接してきて学びは多かったが失敗も多かった。自戒の念をこめて，ここに伝え筆を置く。

文　献

1) Mohs RC, Cohen L.：Alzheimer's Disease Assessment Scale（ADAS）. Psychopharmacol Bull. 1988；24（4）：627-628.
2) http://adas-cog.com
3) Minoshima S, Foster NL, Kuhl DE：Posterior cingulate cortex in Alzheimer's disease. Lancet. 1994；344（8926）：895.
4) Matsuda H：Neuroimaging for patients with Alzheimer disease in routine practice．[Article in Japanese] Brain Nerve. 2010；62（7）：743-755.
5) Petersen RC, Smith GE, Waring SC, et al.：Mild cognitive impairment：clinical characterization and outcome. Arch Neurol. 1999；56（3）：303-308.
6)「痴呆」に替わる用語に関する検討会：「痴呆」に替わる用語に関する検討会報告書．平成16年12月24日
（http://www.mhlw.go.jp/shingi/2004/12/s1224-17.html）

7) トム・キットウッド 著,高橋誠一 訳:認知症のパーソンセンタードケア-新しいケアの文化へ. 筒井書房,2005.
8) 川村雄次:道具としてのドキュメンタリー(5-最終回)「見ること」の力.(http://www.melma.com/backnumber_98339_4400355/)
9) 日本神経学会 編集:「認知症疾患治療ガイドライン」作成合同委員会 認知症疾患治療ガイドライン 2010. 2010
10) Chui HC, Victoroff JI, Margolin D, et al.: Criteria for the diagnosis of ischemic vascular dementia proposed by the State of California Alzheimer's Disease Diagnostic and Treatment Centers. Neurology. 1992 ; 42(3 Pt 1): 473-480.
11) American Psychiatric Association : Diagnostic and Statistical Manual of Mental Disorders, Fourth Edition, Text Revision. Washington, DC, American Psychiatric Association, 2000.
12) 木之下徹:薬物惹起性の BPSD. 特集 BPSD-そのメカニズムと対応(朝田 隆 編) Cognition and Dementia. 2010 ; 9(2): 123-128.
13) McKeith IG, Dickson DW, Lowe J, et al.: Consortium on DLB. Diagnosis and management of dementia with Lewy bodies : third report of the DLB Consortium.; Neurology 2005 ; 65(12): 1863-1872.
14) Mizukami K, Homma T, Aonuma K, Kinoshita T, Kosaka K, Asada T.: Decreased ventilatory response to hypercapnia in dementia with Lewy bodies.Ann Neurol. 2009 May ; 65(5): 614-617.
15) 木之下徹,元永拓郎,本間 昭:認知症のターミナルケアにおけるチームケア・アプローチの役割と意義. 老年精神医学雑誌. 2007 ; 18(9): 966-973.
16) エリザベス・マッキンレー,コリン・トレヴィット 著,馬籠久美子 訳,遠藤英俊,永田久美子,木之下徹 監修:認知症のスピリチュアルケア こころのワークブック. 新興医学出版社,2010
17) Finkel SI, Costa e Silva J, Cohen G, et al.: Behavioral and psychological signs and symptoms of dementia ; A consensus statement on current knowledge and implications for research and treatment. Int Psychogeriatr. 1996 ; 8(suppl 3): 497-500.
18) Edvardsson D, Winblad B, Sandman PO : Person-centred care of people with severe Alzheimer's disease : current status and ways forward. Lancet Neurology Apr. 2008 ; 7(4): 362-367.
19) Dementia : Supporting people with dementia and their carers in health and social care Issue date : November 2006

(http://www.nice.org.uk/nicemedia/pdf/CG042NICEGuideline.pdf)
20) Dementia Friendly Language : Position Paper 4 UPDATED JUNE 2009 Supersedes Position Paper 4 : Dementia Terminology Framework. Alzheimer's Australia
 (http://www.alzheimers.org.au/upload/PositionPaper4(2009).pdf)
21) 小沢 勲:認知症とは何か.岩波書店,2005.
22) 木之下徹:第4章 かかりつけ医のための早期発見の見極めとコツ.認知症診療の進め方-その基本と実践-長谷川和夫 編著.永井書店,2010.
23) 松田 実:人との関係性から見た認知症症候学.アルツハイマー病研究会第9回学術シンポジウム速報集 p.15,2008年6月エーザイ㈱ファイザー㈱

(木之下徹)

索 引

A

ADAS … 87
ADAS-cog … 49
ADAS-Jcog … 2
ADCS-ADLsev19 … 54
add-on 薬 … 85
Alzheimer's Disease Cooperative Study activities of daily living inventory for severe Alzheimer's disease (ADCS-ADL-severe) … 9

B

Barthel Index … 63, 66, 68, 70, 72, 77, 78
BPSD (Behavioral and Psychological Symptoms of Dementia) … 7, 37, 52, 63, 64, 65, 66, 70, 74, 100, 101
BPSD ＝周辺症状ではない … 103
BPSSD … 101

C

care-giver … 108
carers … 108
ChE 阻害薬から切り替える … 59

D

Disability Assessment for Dementia (DAD) … 9
Dementia with Lewy Bodies (DLB) … 27
Development of the revised version of Hasegawa's Dementia Scale (HDS-R) … 76
Diagnostic and Statistical Manual of Mental Disorders, Fourth Edition (DSM-IV) … 93

E

easy Z-score imaging system (eZIS) … 87

G

GBS (Gottfries・Brane・Steer) スケール … 79

H
H2ブロッカー…96

I
Instrumental Activities of Daily Living（IADL）…70, 72

M
Mild Cognitive Impairment（MCI）…88
Meynert核…1
Mini-Mental State Examination（MMSE）…3, 63, 66, 67, 68, 70, 71, 72, 76, 78

N
National Institute of neurological disorders and strokes-association international pour la recherche l'en-seignement en neurosciences.（NINDS-AIREN）…93
Neuropsychiatric Inventory（NPI）…8, 52, 66, 67, 68, 70, 71, 72
NMDA（N-methyl-D-asparate）受容体…47, 48, 49

Q
QOL…1, 10, 57

R
randomized clinical trial（RCT）…65, 76
REM sleep behavior disorder（RBD；レム睡眠時の行動障害）…96

S
Severe Impairment Battery（SIB）…3, 49

V
Voxel-based Specific Regional analysis system for Alzheimer's Disease（VSRAD）…88

あ
アセチルコリン…16
アセチルコリンエステラーゼ（AChE）…2, 33
アセチルコリンエステラーゼ阻害薬との併用…57
アセチルコリン伝達系…17
アルツハイマー型認知症…33

アルツハイマーズ・オーストラリア… 107
アレルギーの薬… 96
アロステリック結合… 17

い
意識レベルの清明さ… 94
医療は患者に害を及ぼしてはならない… 98
医療費削減… 1

え
エビデンス… 63, 65, 81
塩酸メマンチン… 46

お
オープン試験… 63, 79, 81
お福の会宣言… 107

か
介護負担軽減… 1, 10
改訂版長谷川式簡易知能評価スケール（HDS-R）… 76
海馬… 94
ガランタミン… 16
患者… 108
漢方薬… 63, 64, 68

き
偽アルドステロン症… 68, 77
器質的障害… 91
筋弛緩作用… 98
近時記憶障害… 91, 94

く
クリスティーン・ブライデン… 88, 110
グルタミン酸… 48, 49
クロイツフェルトヤコブ病… 93
クロスオーバー… 69
クロスオーバー法… 63, 74

け
血圧の乱降下… 96
軽度認知機能障害（MCI）… 26
血管性認知症… 63, 91, 93
幻視… 94

こ
抗うつ薬… 96
抗てんかん薬… 96
行動異常（BPSD）… 1
行動心理症状（BPSD）… 63, 64
抗パーキンソン薬… 96
抗不安薬… 96
後部帯状回… 87, 94

興奮毒性…48
誤嚥…98
呼吸機能の不全…96
「こころ」と「からだ」…101
固執性…85
コリンエステラーゼ…16
コリンエステラーゼ阻害薬（ChE-I）…16, 64
コリン仮説…2, 46

さ
罪悪感…98

し
市場におけるシェア…15
持続的に…91, 93
疾患依存的…102
疾患独立的…102
してあげる立場…105
自分の人生の主体者…111
周辺症状…92
周辺症状の無害化…99
障害…92
消化器系薬剤…12
症状…92
徐々に…91, 93
自律神経障害…96
人格が崩壊する…105

神経心理検査…87
神経毒性…48, 49
神経保護作用…2
進行…92
身体症状…96
診断名…91
シンメトレル…47

す
錐体外路障害…13
錐体外路症状…98
睡眠薬…96

せ
生活への支障…89
正常圧水頭症…93
精神症状…96
セディール®…84
世話をしてあげる…105
前頭側頭型認知症…91
全般的な臨床症状…1
せん妄…93

ち
知的機能…91
知的能力…91
痴呆…88
中核症状…63, 64, 92

釣藤散… 63, 75, 77
貼付剤… 33
鎮静系薬剤… 96

て
転倒… 96, 98

と
当帰芍薬散… 63, 79, 81
当事者の視点… 105
突然死… 96
ドネペジル塩酸塩… 1, 16, 87
取り繕い反応… 110

な
内嗅野… 94

に
ニコチンα4, α7受容体… 2
ニコチン性受容体… 17
日常生活動作… 1
認知… 89
認知機能… 1, 91
認知機能障害… 92
認知機能の悪化… 13
認知症… 88
認知症患者… 106, 107

認知症行動評価尺度（GBSスケール）… 63
認知症スピリチュアルケア… 100
認知症のパーソンセンタードケア… 88
認知症の人… 107
認知症の人のためのケアマネジメントセンター方式… 100

は
パーキンソニズム… 94
パーキンソン病… 33
パーソンセンタードケア… 108, 109
八味丸（八味地黄丸）… 63, 77, 78, 79
発汗異常… 96

ひ
人… 108
人中心のケア… 108, 109
ヒポクラテスの誓い… 98
病名… 90

ふ
副作用… 10, 58, 98
副作用発現率… 12
服用中止… 60

ブチリルコリンエステラーゼ
　（BuChE）…2, 33
普通のふり…110

へ
βアミロイドタンパク…48

ほ
本人視点…99, 110

ま
周りの人の視点…99
慢性硬膜下血腫…93

め
メタアナリシス…3, 33, 65

も
ものとられ妄想…91, 92

や
夜間頻尿…96
薬剤の過敏性…96

よ
抑肝散…63, 66, 67, 68, 69, 70, 74, 77

ら
ランダム化比較試験…69, 75

り
理解すべき対象…97

れ
リバスチグミン…33
レビー小体型認知症（DLB）…26, 91, 95, 96

編者紹介

朝田　隆（Asada Takashi）
東京医科歯科大学医学部卒業（1982）。2001年5月より，筑波大学臨床医学系精神医学教授。専門分野：老年精神医学，とくにアルツハイマー病の臨床一般とうつ病。研究面では，早期診断法・予防，プロテオミクス研究。

木之下　徹（Kinoshita Toru）
東京大学医学系研究科保健学専攻博士課程中退，山梨医科大学医学部卒業（1996）。現 こだまクリニック院長。認知症の訪問診療専門の医師として，BPSDで医療機関に通えなくなった人たちを丁寧に診ている。

ⓒ2011　　　　　　　　　　　　　第1版発行　2011年7月20日

（定価はカバーに表示してあります）

認知症の薬物療法

編　著	朝　田　　　隆 木　之　下　　徹
発行者	服　部　治　夫
発行所	株式会社　新興医学出版社

検印省略

〒113-0033　東京都文京区本郷6丁目26番8号
電話　03（3816）2853　　FAX　03（3816）2895

印刷　株式会社 藤美社　　ISBN978-4-88002-173-7　　郵便振替　00120-8-191625

- 本書の複製権・上映権・譲渡権・公衆送信権（送信可能化権を含む）は株式会社新興医学出版社が保有します。
- 本書を無断で複製する行為，（コピー，スキャン，デジタルデータ化など），は，著作権法上での限られた例外（「私的使用のための複製」など）を除き禁じられています。研究活動、診療を含み業務上使用する目的で上記の行為を行うことは大学、病院、企業などにおける内部的な利用であっても、私的使用には該当せず、違法です。また、私的使用のためであっても、代行業者等の第三者に依頼して上記の行為を行うことは違法となります。
- JCOPY 〈（社）出版者著作権管理機構 委託出版物〉
本書の無断複写は著作権法上での例外を除き禁じられています。複写される場合は、そのつど事前に（社）出版者著作権管理機構（電話 03-3513-6969、FAX 03-3513-6979、e-mail:info@jcopy.or.jp）の許諾を得てください。